板羽式「組み手頭皮マッサージ」

3万人が実感！
髪がみるみる甦《よみがえ》る

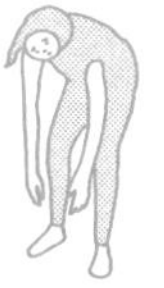

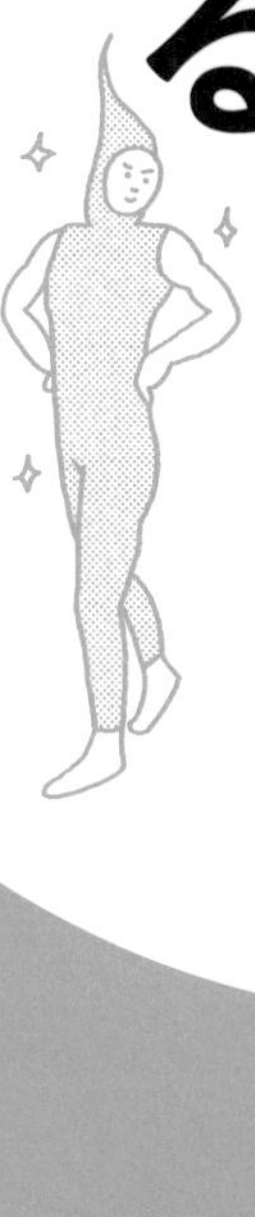

ヘアカウンセラー・理美容師
板羽忠徳

二見書房

はじめに

ハゲ、薄毛に悩む人は腰痛よりも多い？

「髪の毛を洗うと抜け毛がひどい」「額が以前より広くなった」「髪のボリュームが減った」「家族に薄毛を指摘された」……。

薄毛（髪の毛がまばらな状態）や脱毛（ハゲ）の兆候に気づくきっかけは人それぞれですが、気づいたときにショックを受けたり、落ちこんだりするのは、皆同じです。よほど親しい人以外にはいいにくい、ということもあります。

日本人の成人男性で薄毛を認識している人は、およそ1342万人といわれています（2007年のアデランスの調査）。腰痛を訴える人の数の多さが、よく「1000万人以上」という数字で紹介されていますが、同等かそれを超える人がハゲや薄毛に悩んでいる計算です。

また、近年は男性だけでなく、女性にも薄毛や脱毛（ハゲ）に悩む人が増えてきましたから、相当の数になると思われます。

ハゲる要素を持っていても予防はできる

若いときはフサフサ、ツヤツヤだった髪が、年をとるにつれて細く、弱くなり、次第に抜けやすくなっていくという現実は、ある程度、避けられません。薄毛・脱毛は加齢現象でもあるからです。

髪の毛は皮膚が変化してできたものと考えると、このことがよくわかります。髪の毛は頭皮から生えています。頭皮は肌と同様に、一定の年齢を過ぎると、徐々に活動力を失います。このために、生えてくる髪の毛にも、元気でないものが増えてきます。白髪などもその一例です。

お肌の曲がり角で皮膚にシミやくすみが出やすくなるように、髪の毛の老化もまた、加齢とともに避けられない生理現象です。

一方で、老化の速度は人により異なります。「年をとっても髪の毛がフサフサ」「髪にツヤがある」という人がいるのは、このためです。

じつは、髪の毛は老化の影響を避けられない一方、肌と同じように日々のケアによって変わります。きちんとケアをすれば、トラブルの発生を防ぎ、薄毛・脱毛の予防や進行を遅らせることができるのです。

また、薄毛やハゲには必ず原因や誘因となったものがあったはずで、これらをひとつひとつ取り除くようにすれば予防は可能です。

つまり、**ハゲは必ずしも不治のものではありません**。

これはハゲやすい遺伝的要素を持っていたとしても、いえることです。

68歳の今もフサフサ

私のことを少し紹介させてください。

私は長年、理容師、美容師として髪や頭皮を扱う仕事をし、薄毛・脱毛に悩む人の相談にのってきました。この分野の専門家になろうと志したのは、理容学校在学中のことです。そして、皮膚科学、毛髪科学、生理解剖学、電子治療器学、自然食学、東洋医学、毛髪顕微鏡写真撮影などの研究に没頭し、薄毛・脱毛の予防対策を独自に考案してきました。

じつは私自身、父や母方の祖父はハゲており、ハゲやすい素因は十分にありました。しかし、68歳を過ぎた現在も、髪はご覧のとおりです（カバー折り返しのプロフィール写真をご参照ください）。職業柄、自分の頭がハゲたら育毛の仕事はやめようと思い、日々の予防対策をやってきた結果だと考えています。

私のクリニカルエステサロンでは、同じように努力を重ねてこられたたくさんの方々が、育毛に成功しています（第1章参照）。

すべての人に、私の予防対策が効果をもたらすとはいいません。しかし、多くの方が薄毛・脱毛を回復させようと思っていても、途中でくじけてしまったり、治そうとする気力を失ったり、はじめから「しょうがないもの」とあきらめている場合が多いのです。

正しい手入れで必ず生えてくる!

さらに問題は、気にしすぎるわりには、正しい手入れをしている人が少ないということです。薄毛・脱毛は直接命にかかわらないために、いつのまにか手入れを忘れたり、つい、ケアをおこたってしまいがちだからでしょう。

中には、手入れをしているからと無茶な扱いをしたり、逆に腫れ物にでも触るように育毛剤だけつけてそのままにしていたり、という方も少なくありません。また、抜け毛が怖いからといって、ほとんどシャンプーをしなかったり、そーっと軽く洗っているという方もいます。しかし、薄毛・脱毛の手入れは、そーっとしていたのではあまり効果がないのです。

ぜひ、悩める方は、正しい薄毛・脱毛対策を知ってください。そして、薄毛・脱毛の予防対策は、必ずよい成果を得られることを知ってください。**正しいケアをすることで、体質や遺伝というマイナスの要素をプラスに変えることができた例がたくさんあるのです。**また、頭髪、頭皮は全身とつながっていますから、髪の毛によい生活は全身の健康にもよいということになります。

本書で紹介する予防法は、マッサージを中心とした簡単なものです。しかも、「すべて自分でできる」のがポイントです。

さあ、今日からごいっしょに始めましょう!

板羽　忠徳

contents

第2章 薄毛・脱毛の原因とタイプを考える

第3章 育毛の決め手は健康で清潔な頭皮

第4章

育毛の基本・自宅でできるマッサージシャンプー

第5章

自分でできる育毛法

第6章

育毛剤・発毛剤と髪治療最前線

第7章

頭髪の悩みなんでもQ&A

イラスト——加納徳博
ブックデザイン——ヤマシタツトム
構成——狩生聖子

第1章

驚きの実例！みるみる髪が生えてきた！

TOHATSU antiageing

実例 1

急激に薄くなった頭頂部が7カ月で劇的に改善!

男性型脱毛症のAさん(55歳・男性)

5~6年前から、髪が急激に薄くなってきたというAさん。洗髪時の抜け毛が多いことが気になっていました。また、髪が薄くなったことで見た目年齢が老けたことにも悩んでおり、なんとかならないかと来店されました。

洗髪について聞きますと、「抜け毛が怖いので、最近はしっかり洗っていません」とのこと。

それまでの洗い方は「ゴシゴシ、シャカシャカ洗い」で、新しく出てきた毛を抜いてしまっている可能性がありました。

頭皮をチェックすると少し硬く、温度も平均より1~2℃低くなっていました。頭皮の血流不足が疑われます。髪の毛は直径が0・03㎜くらいまで細くなっているものが多く、頭皮の毛穴に皮脂が詰まっているなど、薄毛の兆候が多く見られました。

市販の育毛剤もいくつか試したそうですが、目立った変化はなかったとのこと。

せっかく育毛剤を使っても、頭皮の皮脂が除去されていないと、浸透がうまくいかないため、効果が発揮されないことを話し、正しいマッサージシャンプーのやり方を指導しました。サロンでの施術とともに、ご自宅で毎日マッサージシャンプーをしていただくようにしました。

このほか、髪の毛や頭皮によいとされる亜鉛の多い牡蠣《かき》やアーモンド、豆類のほか、魚や野菜を積極的に食べてもらい、揚げ物はなるべく避けるように指導しました。

この結果、約7カ月後には洗髪時の抜け毛も減り、写真のように改善されました。

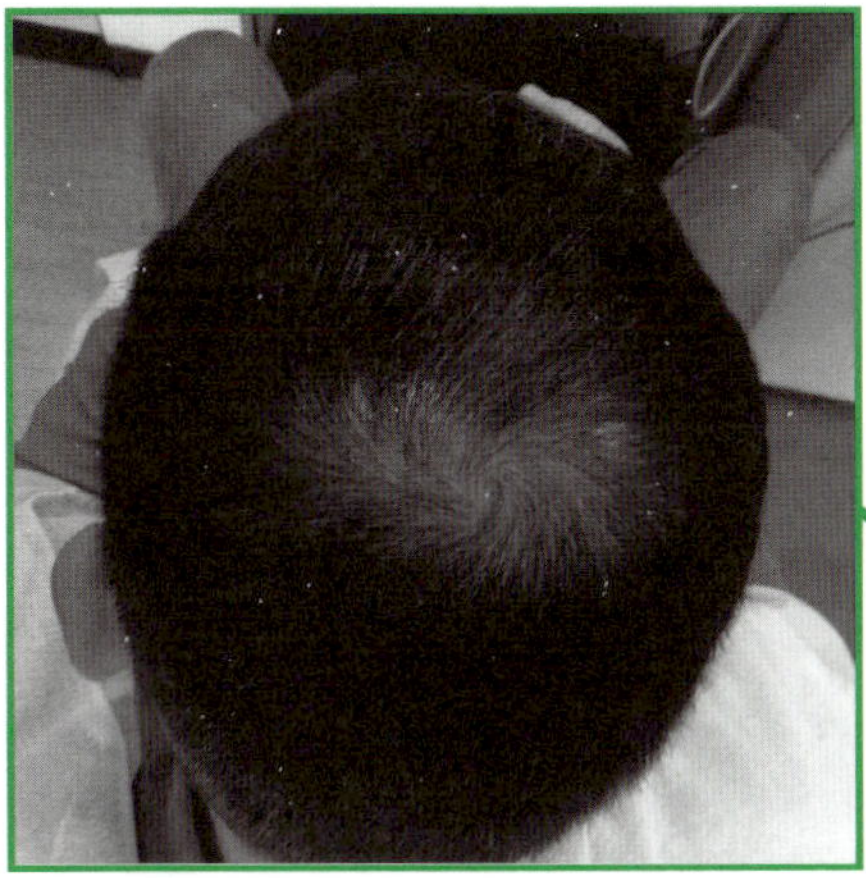

加齢のせいかとあきらめかけていた脱毛が…。

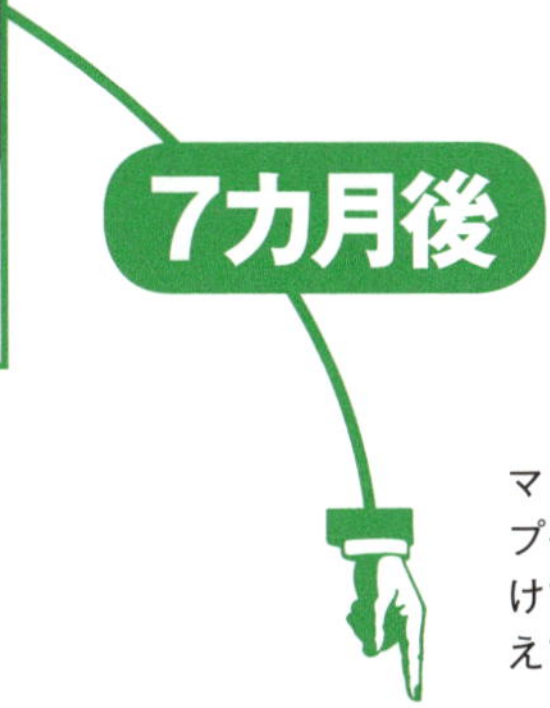

マッサージシャンプーと食事改善だけで、きちんと生えてきました。

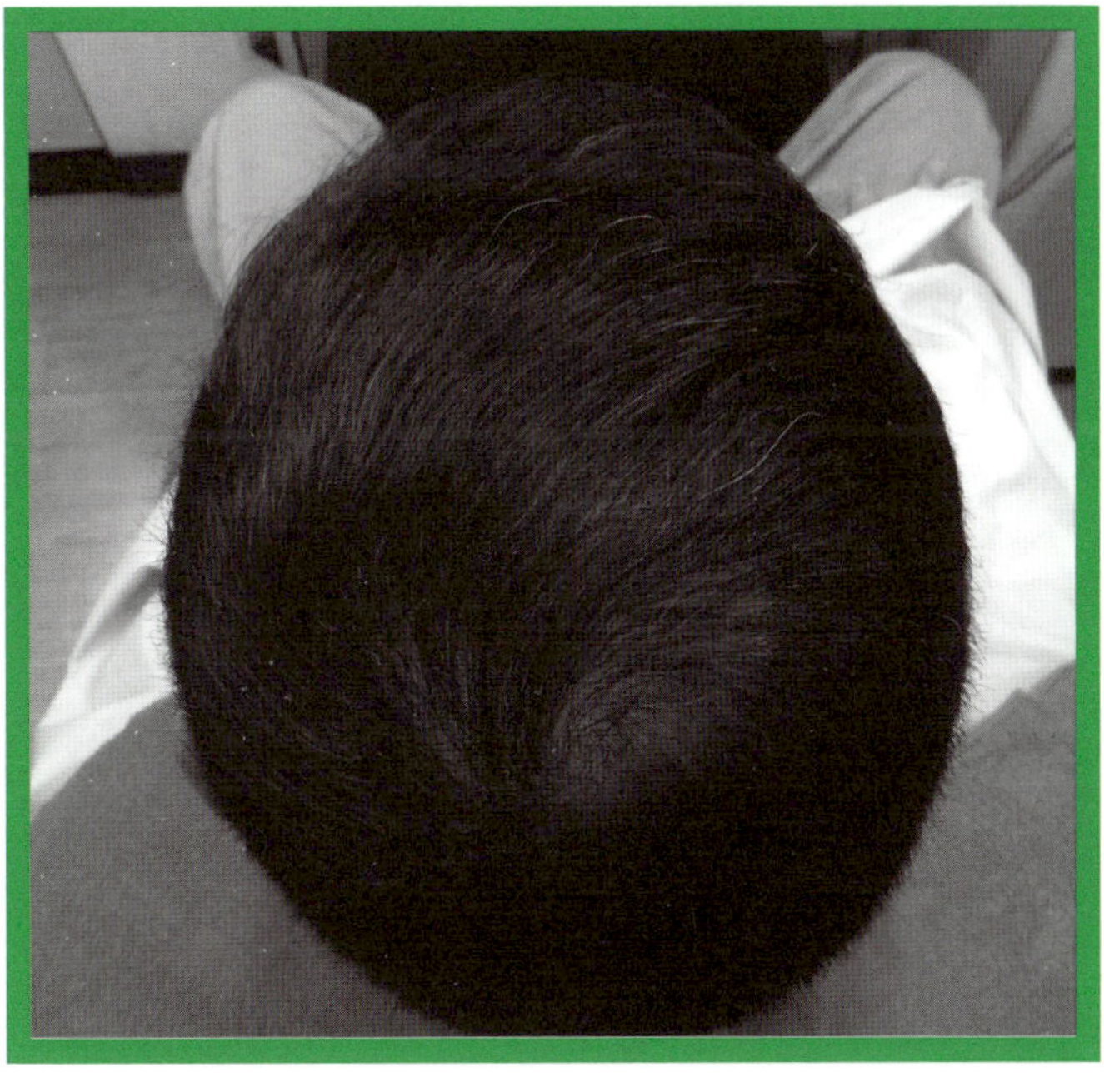

TOHATSU antiageing

実例 2

悩みのタネの円形脱毛症がマッサージと食事で見事に完治

円形脱毛症のBさん（50歳・男性）

Bさんがはじめて円形脱毛症になったのは、約25年前。そのときは治療は行なわなかったそうですが、1年ほどでよくなったそうです。

しかし、ここ5年ほどで再び脱毛する部分が多くなり、よくなったり悪化したりをくり返すようになりました。

脱毛が目立つ部分に「結着式の増毛法」を試みたこともありましたが、うまくいかなかったそうです。

結着式増毛法は、自毛1本1本の根元に数本の人工毛髪の束を結びつけるものですが、Bさんのように自毛がもともと抜けやすくなっている髪に結ぶと、毛髪の根元に負担がかかるのが欠点です。自毛が抜けると人工毛もいっしょに抜けるため、まとまって抜けたように見え、人によってはこれがかえってストレスになるようです。

そこでまずは、気になる部分に疑似毛髪のフリカケ（特殊加工された人工毛がふりかけ状になっており、これをふりかけると静電気により髪に付着し、気になる薄毛がカバーできるもの）を使用してもらいました。

Bさんは非常に几帳面な性格で、自宅でのケアにも熱心でした。育毛用のシャンプーや育毛剤などを使っていただき、髪によいといわれる食品をきちんと摂取してもらいました。さらに、亜鉛を中心としたミネラルのサプリメントをとってもらいました。

13回の施術を行ない、1年後には脱毛はほぼ目立たないぐらいに改善しました。

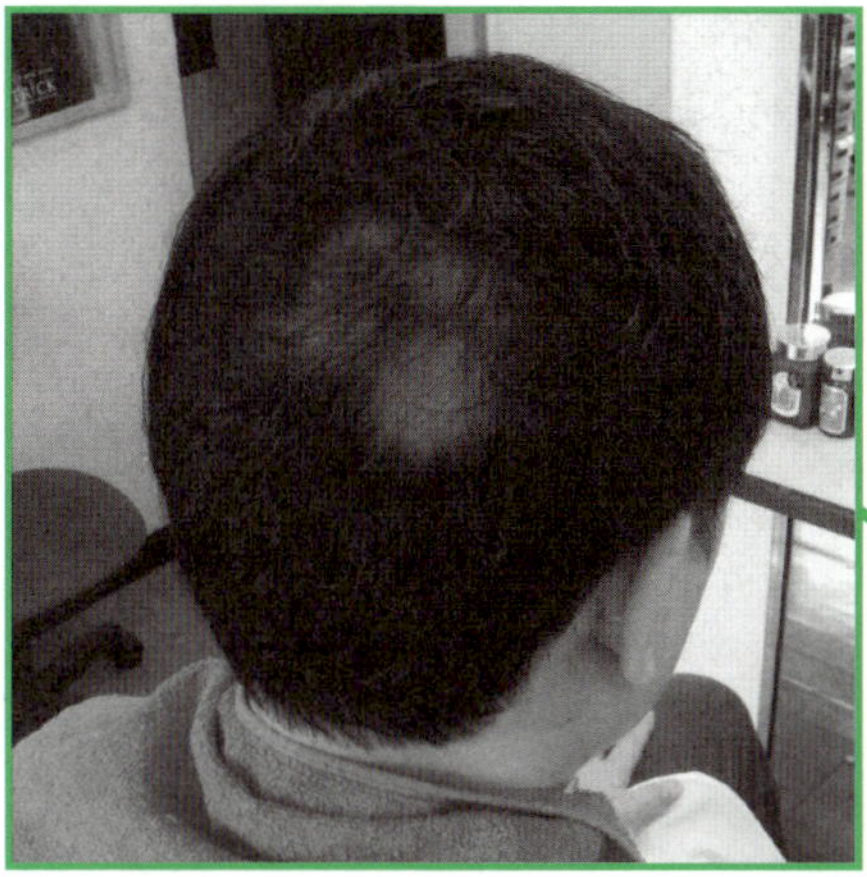

よくなったり悪くなったりをくり返していた円形脱毛症が…。

1年後

正しいケアを続けたおかげで、きれいに生えそろいました。

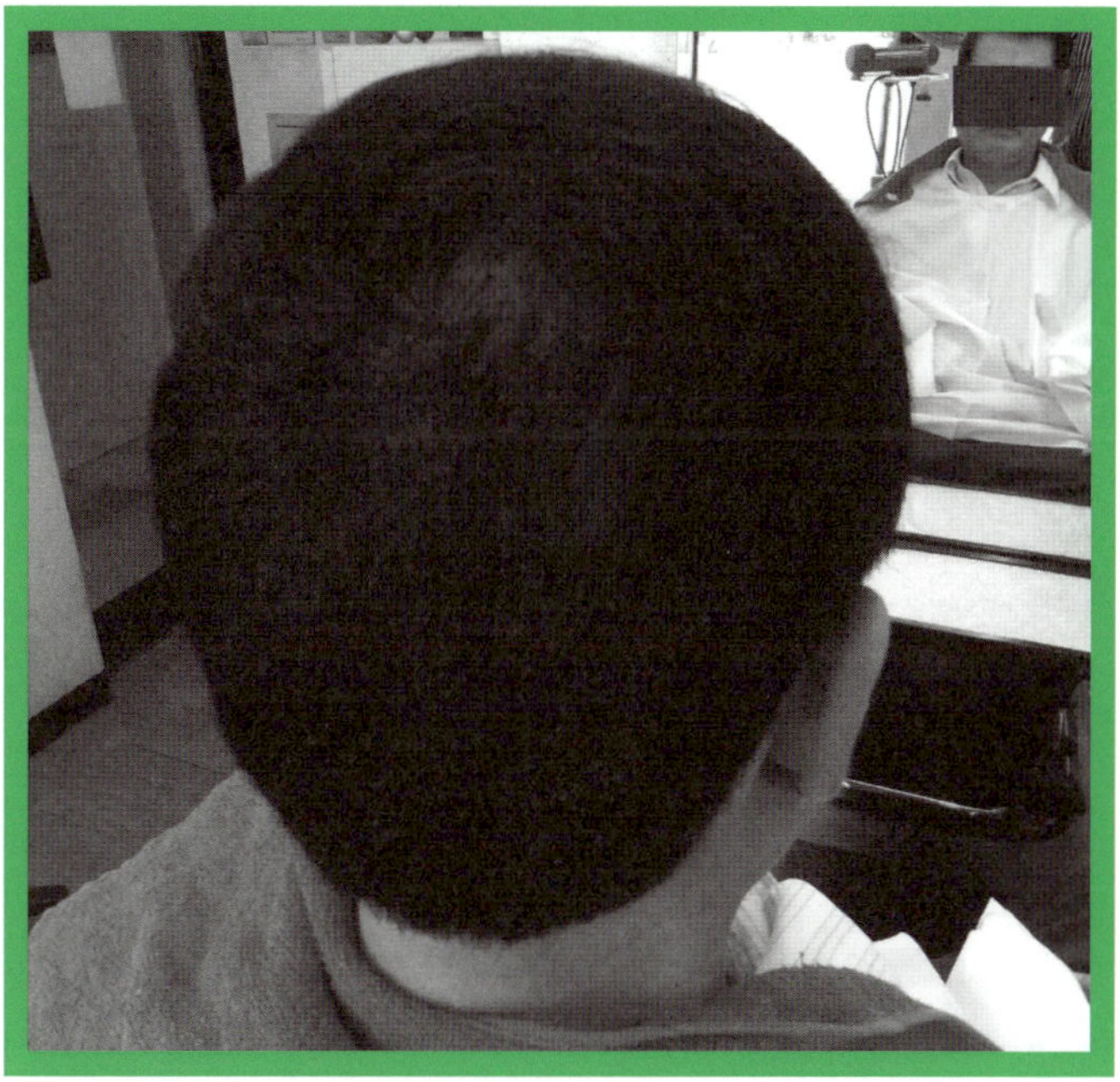

TOHATSU antiageing

実例 3

髪が生えてきたとともに、ひどかった肩こりも改善！

円形脱毛症のCさん（35歳・男性）

Cさんの仕事は、少しのミスも許されない大変ストレスの多いものでした。ストレスがきっかけで胃潰瘍《いかいよう》を患い、ようやく治ったと思ったら、今度は円形脱毛症を発症してしまったのです。

初回の脱毛は後頭部の目立たないところだったので、そのままにしていました。その後、毛は自然に生えてきましたが、2回目はつむじのすぐそばの目立つところに発症したため、来店されたのです。

毛髪診断の結果、脱毛している部分の頭皮はほかの頭皮に比べ、皮膚温度が3℃も低いことが確認できました。

また、患部はやや陥没した状態で、湿っているかのようにしっとりとしています。抜け毛は、このタイプの脱毛症に特有の「毛根部が細く、萎縮《いしゅく》していて、針のようにとがったもの」ばかりでした。

さらに、Cさんの薬指の爪には小さな白点があり、亜鉛の不足も考えられました。

そこで、サロンでの頭皮マッサージとともに、家庭ではできるだけリラックスしていただくことと、血行促進系の育毛剤でヘアケアをすること、加えて亜鉛のサプリメントも服用してもらいました。

サロンでのマッサージを続けていただくうちに、施術後3カ月で白いうぶ毛が生え始めました。ひどかった肩こりもよくなってきた、とおっしゃっていました。

そして、8カ月後にはすっかり改善しました。

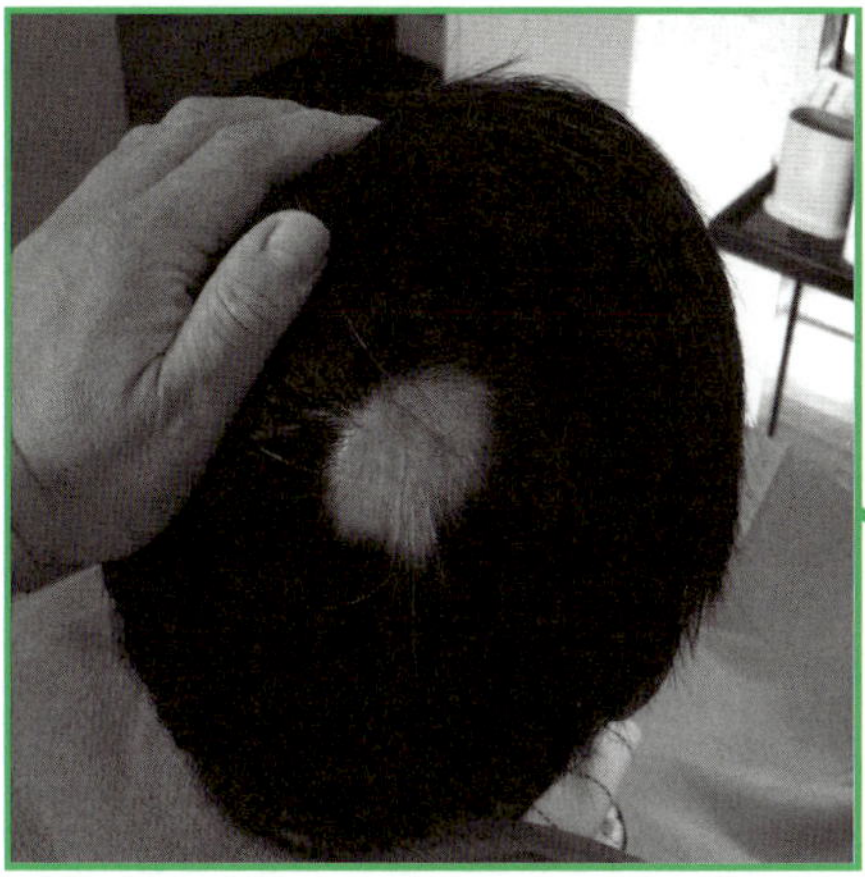

500円玉よりふた回りぐらい大きな脱毛でしたが…。

8カ月後

このとおり、まったく目立たなくなりました。

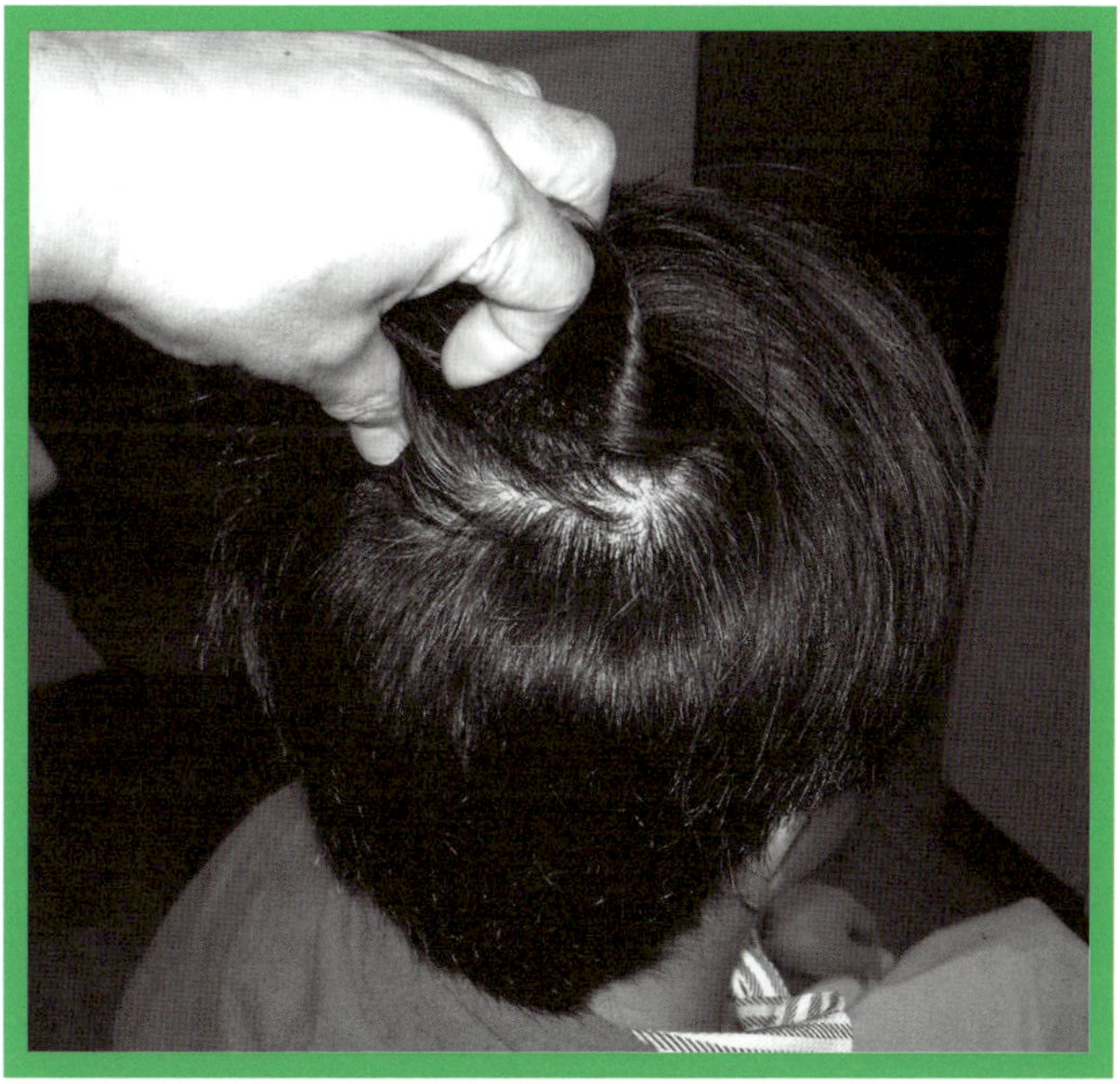

TOHATSU antiageing

実例 4

20代半ばでまさかの薄毛！元のフサフサに戻って一安心

結節性裂毛症のDさん（25歳・男性）

Dさんは髪の毛を洗うたび、排水口にたまる抜け毛の量が多く、気になっていました。母親に髪の薄さを指摘され、鏡でよく調べてみたら、たくさんの毛髪が根元から切れていました。さらに、髪の根元1㎝くらいのところから先に白い点々がありました。

最初はあまり目立ちませんでしたが、次第に広がり、なかなか隠せない状態になったことから来店されました。

毛髪診断では、結節性裂毛症《けっせつせいれつもうしょう》（160ページ参照）とわかりました。ロングヘアの場合は、髪の毛の乾燥やブラッシングなどの強い力が毛先にかかって発生することがほとんどですが、Dさんの場合は原因がはっきりしません。

毛髪ミネラル分析（161ページ参照）を実施したところ、銅が異常に多く検出されました。銅は、多すぎても少なすぎても脱毛の原因になります。

じつは、Dさんのメガネのフレームが銅合金で、これが肌に接触、頬の上部に炎症が起きていました。そこで、念のため、メガネを銅合金でないものにかえてもらいました。

さらに、ミネラルの亜鉛には銅の働きを抑える作用があることから、亜鉛を含む食事の上手なとり方などについて指導しました。

サロンでは、亜鉛が配合された育毛剤で施術。髪の毛の乾燥を防止するような育毛トリートメントを、定期的に行ないました。

自宅でのシャンプーマッサージも励行していただいた結果、約1年で改善しました。

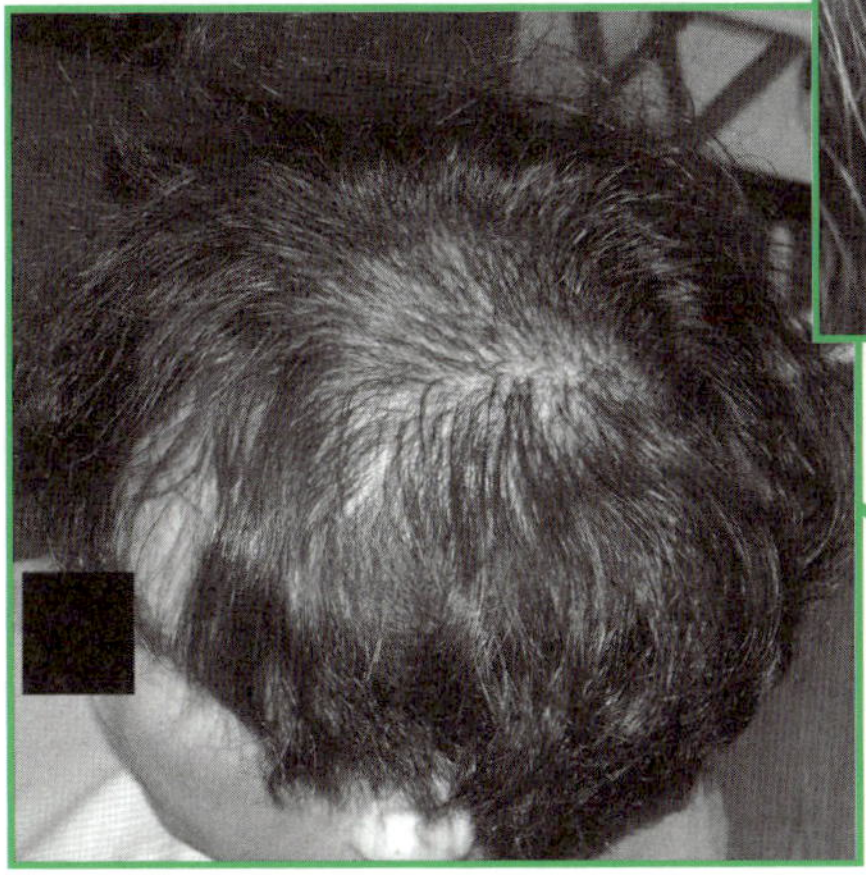

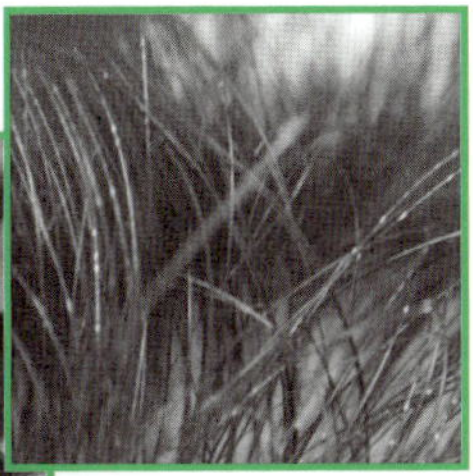

結節性裂毛症の髪の毛。全体的に白い点々が見られます。

毛髪ミネラル分析で、銅が異常に多く検出されたDさんの頭髪。

約1年後

見違えるように生えそろい、20代の若さを取り戻しました。

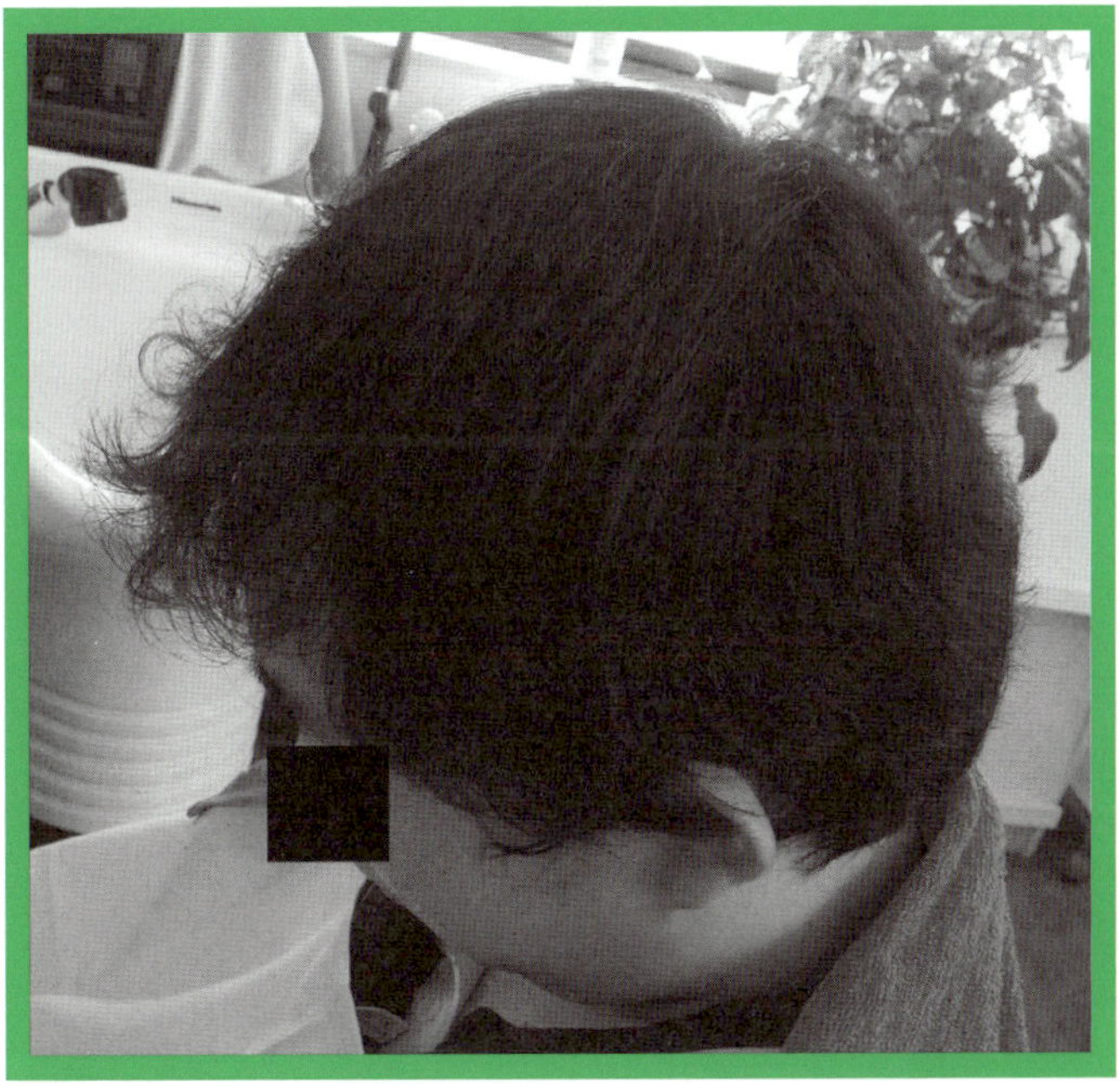

TOHATSU antiageing

実例 5

みるみる髪が生えてきた！今ではパーマをかけられるまでに

全頭脱毛症のEさん（27歳・女性）

Eさんが最初に円形脱毛症になったのは、小学生のとき。そのときは自然に治ったものの、3年前から抜けたり生えたりをくり返すようになり、ついには全部抜けてしまいました。このため、かつらの購入の相談で来店されました。

毛髪診断をしたところ、全頭脱毛症といって、円形脱毛症がさらに進行したものでした。

Eさんのお父さんは円形脱毛症を患った経験があるとのことで、遺伝的傾向があることがわかりました。また、Eさんは以前から、肩こり、便秘、冷え症に悩まされており、生理も不順になっているということでした。

頭皮チェックをしたところ、温度が全体に低く、トップは31・8℃（環境温度にもよりますが、通常は34℃くらい）で、血流が悪化しやすい環境であることがわかりました。

また、爪に白い点が見られました。これは、髪の栄養に欠かせない亜鉛の不足の兆候といわれます。そこで、亜鉛の多い食品をとるようにアドバイスしました。

サロンでは頭皮マッサージを定期的に実施。自宅では、アミノ酸系のシャンプー剤を使って、新生毛を抜かないように注意深くマッサージシャンプーを行なうよう指導しました。

3カ月ほどで新生毛が出てきたので、サロンでは血行促進タイプの育毛剤で、マッサージ、ツボ刺激などを行ないました。さらにバイブレーター、遠赤外線などで血行促進を図ったところ、約10カ月で全体に生えそろい、パーマをかけられるまでになりました。

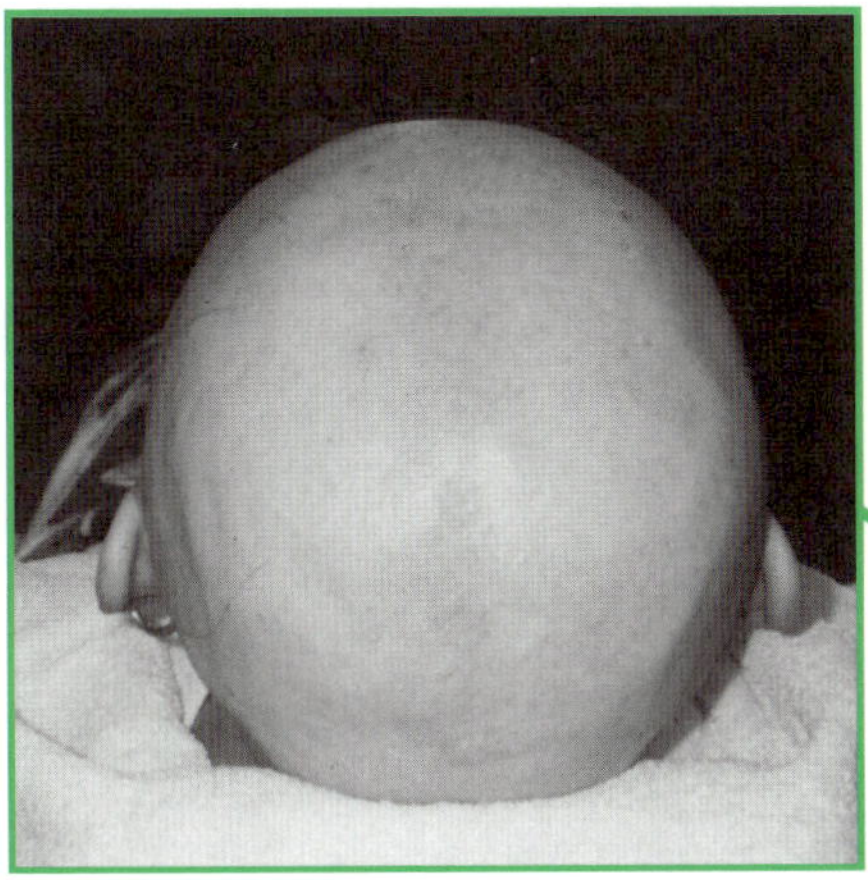

かつら購入の相談にいらした方でしたが…。

10カ月後

もう、かつらの出番はなさそうです。

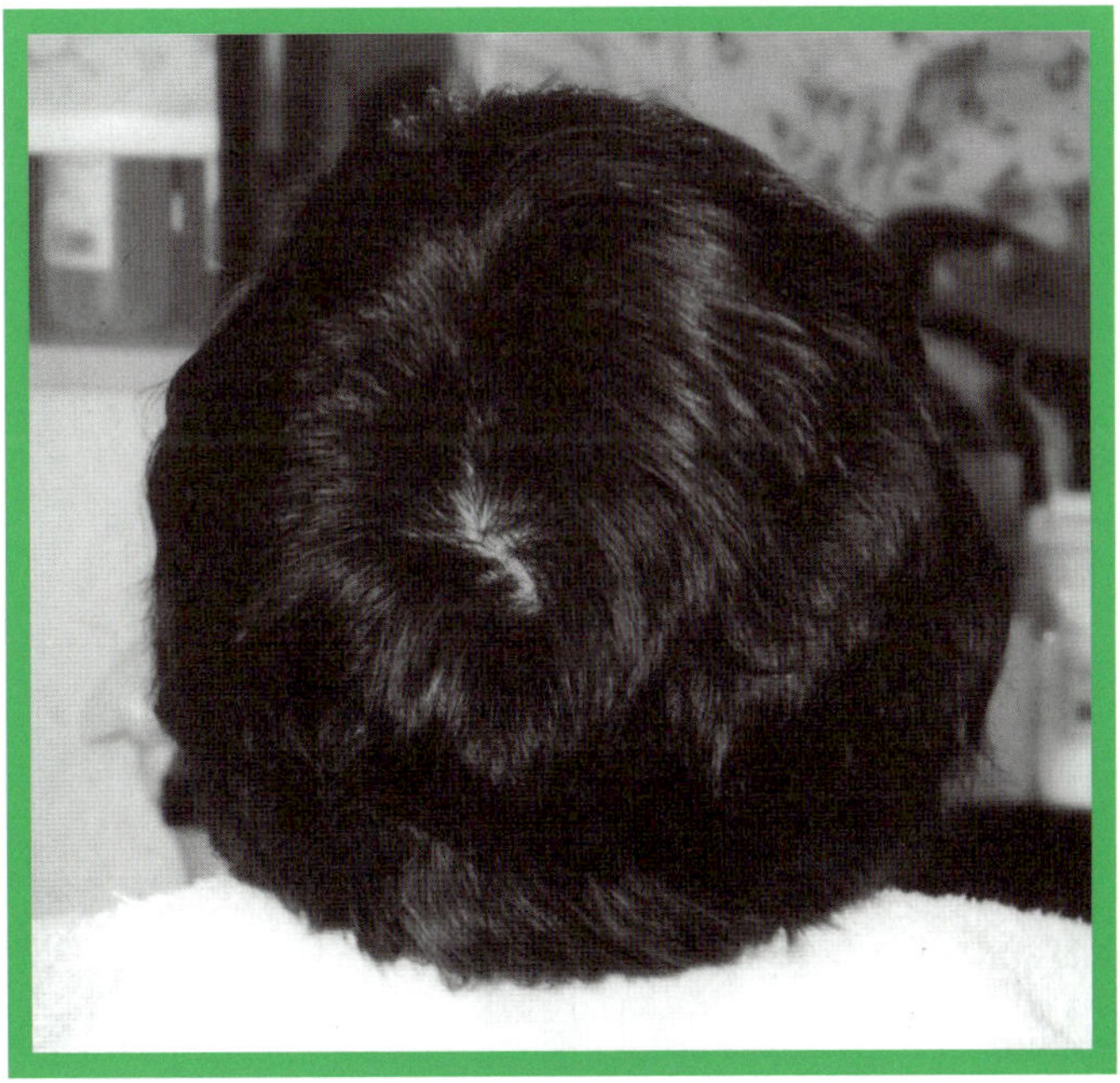

TOHATSU antiageing

実例 6

皮膚科で治らなかった脱毛が8カ月ですっかりよくなりました

全頭脱毛症のFさん（16歳・男性）

高校生のFさんは、軽いアトピー性皮膚炎と花粉症があり、4月に来店されたときは鼻炎がひどい状態でした。

脱毛が始まったのはつい数カ月前ということで、来店時はほぼ全頭の毛が抜けた状態でした。

来店されるまでの間、2軒の皮膚科で診てもらい、最初のクリニックではフロジン外用液（皮膚の血行をよくする塗り薬）、もう1軒の皮膚科ではステロイドを処方されましたが、脱毛がどんどん進行することから不安になっていたといいます。

左薬指の爪に白点があり、中指には小さなへこみが見られたことから、亜鉛の不足とアレルギーがあることが考えられました。アレルギーの治療は継続していただき、亜鉛強化のマルチミネラルのサプリメントをとってもらうことにしました。

お店での施術を定期的に実施し、ご自宅ではマッサージシャンプーを励行していただきました。すると3カ月後には、まばらですが、新毛が生えてきました。

さらに継続して施術を実施。Fさんは肩こりが激しく、頭皮温度も低いため、肩のマッサージを十分に行ない、また、血管拡張タイプの育毛剤プラス遠赤外線によるトリートメントを続けました。

ご自宅でも頭皮マッサージをがんばっていただいた結果、8カ月ほどですっかり改善しました。

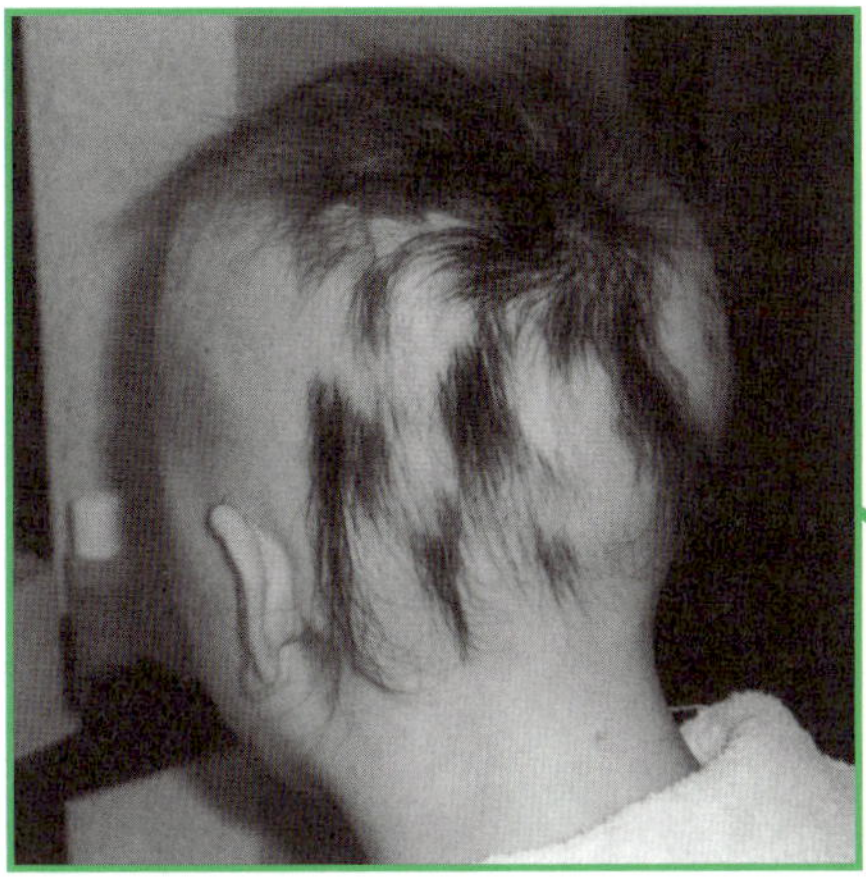

まばらになってしまった髪でしたが…。

8カ月後

マッサージシャンプーのおかげで、劇的に改善しました。

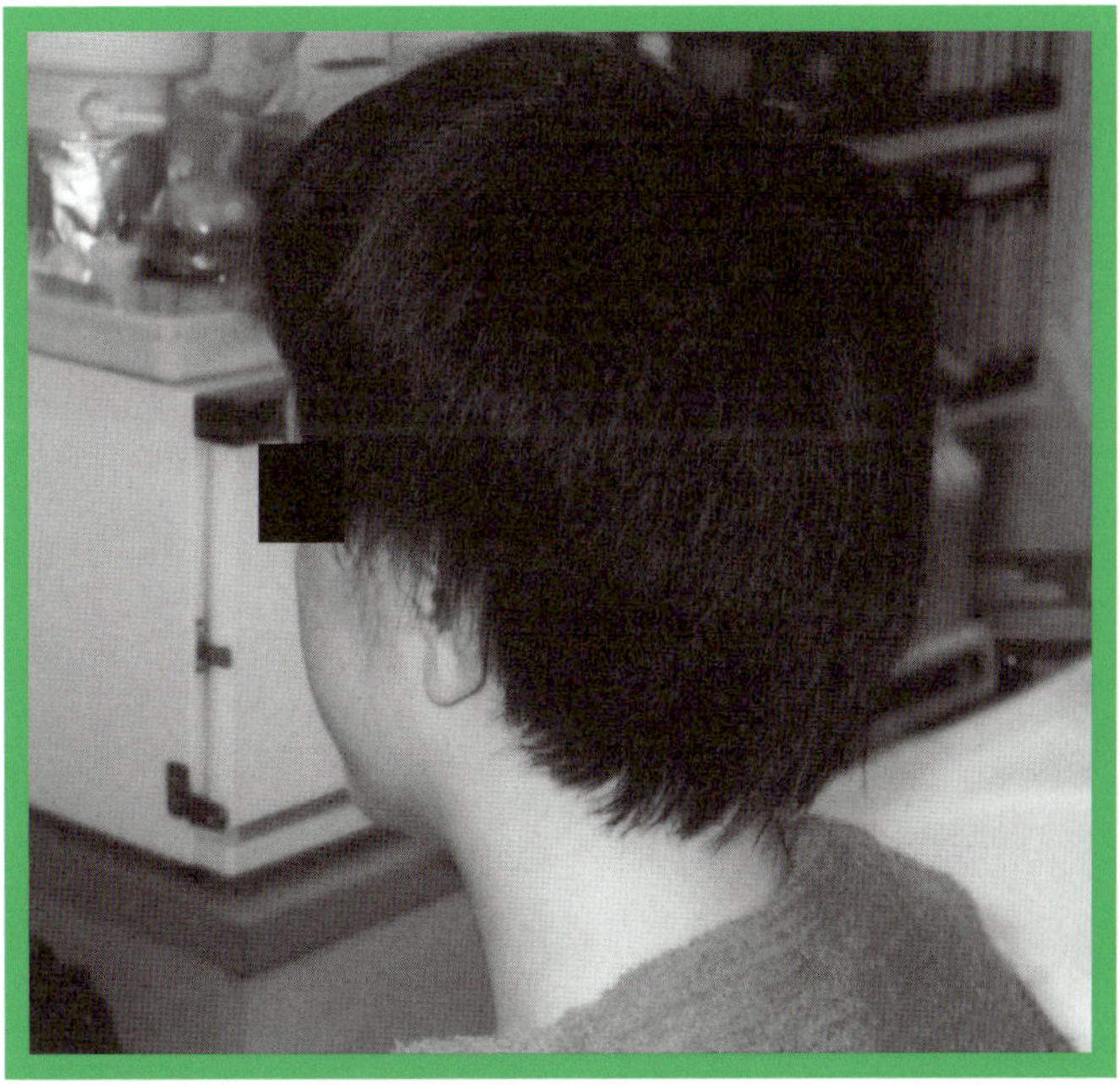

TOHATSU antiageing

実例 7

くり返していた脱毛がよくなり、もう10年以上再発なし

女性型脱毛症のGさん（32歳・女性）

Gさんは脱毛を発見したときから、病院を受診されていました。ステロイド薬による治療により改善したものの、薬をやめたり、量を減らすと再発してしまいます。同じことが数回続き、「ステロイド薬をできればやめたい。ほかの方法はないものか」と来店されました。

お話をうかがうと、病院での治療前はストレートの髪質だったのに、治療後はチリチリのパーマをかけたような強い縮毛になったとのこと。そこで、頭皮の血行促進と食事指導を行ない、体質を変えていくことをアドバイスしました。

毛髪診断をしてみると、抜け毛はほとんどが萎縮したものでした。爪をチェックしたところ2㎜程度の小さな白点が出ていましたので、毛髪ミネラル分析を実施しました。

結果、水銀が非常に高く出ており、亜鉛、マグネシウムが不足していました。亜鉛の欠乏は脱毛に関係があり、マグネシウムが不足すると自己免疫疾患が起こりやすくなります。

水銀の摂取源としてとしては、あくまでも推測ですが、歯の充填《じゅうてん》物のアマルガム、また、マグロのお刺身が大好きということで魚介類による蓄積などが考えられます。そこで、水銀を解毒するために、セレン（セレニウム）の多い小麦胚芽、りんご酢、ナッツ類、ほたて貝などをとってもらうようにしました。

頭皮マッサージを何回か行なううち、徐々に新生毛が生えてきました。そして10カ月で、ストレートの髪質も、髪の量も元の状態に戻りました。その後、10年以上、再発はありません。

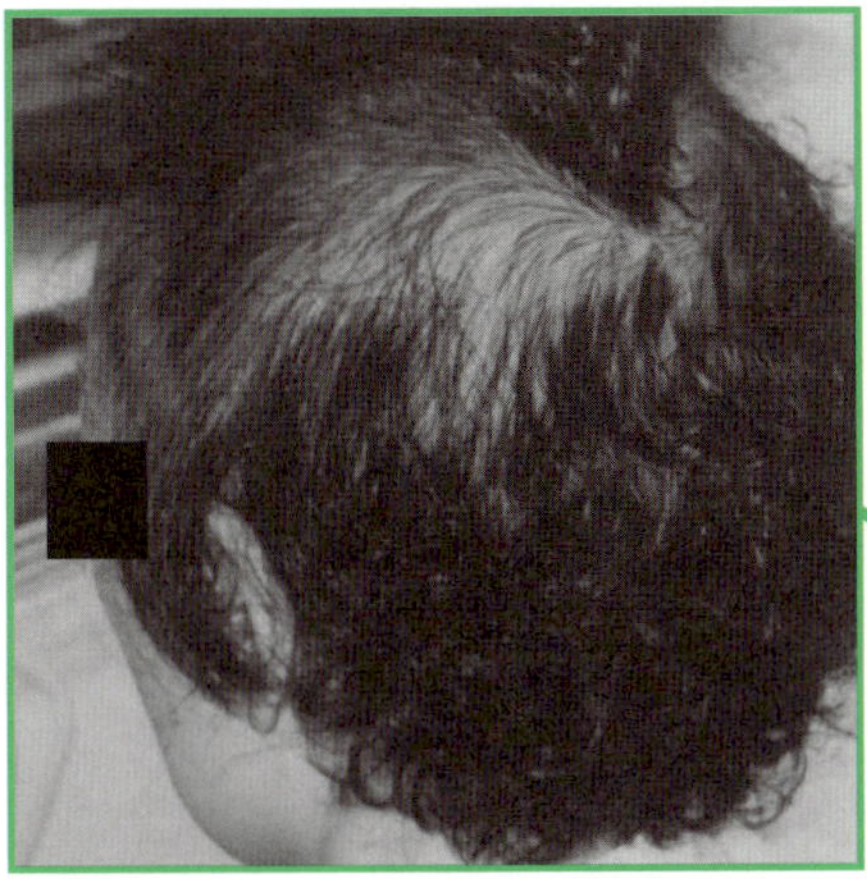

薬がやめられず、
質も悪化した毛髪
でしたが…。

10カ月後

生えそろったうえ
に、髪質も元のス
トレートに戻りま
した。

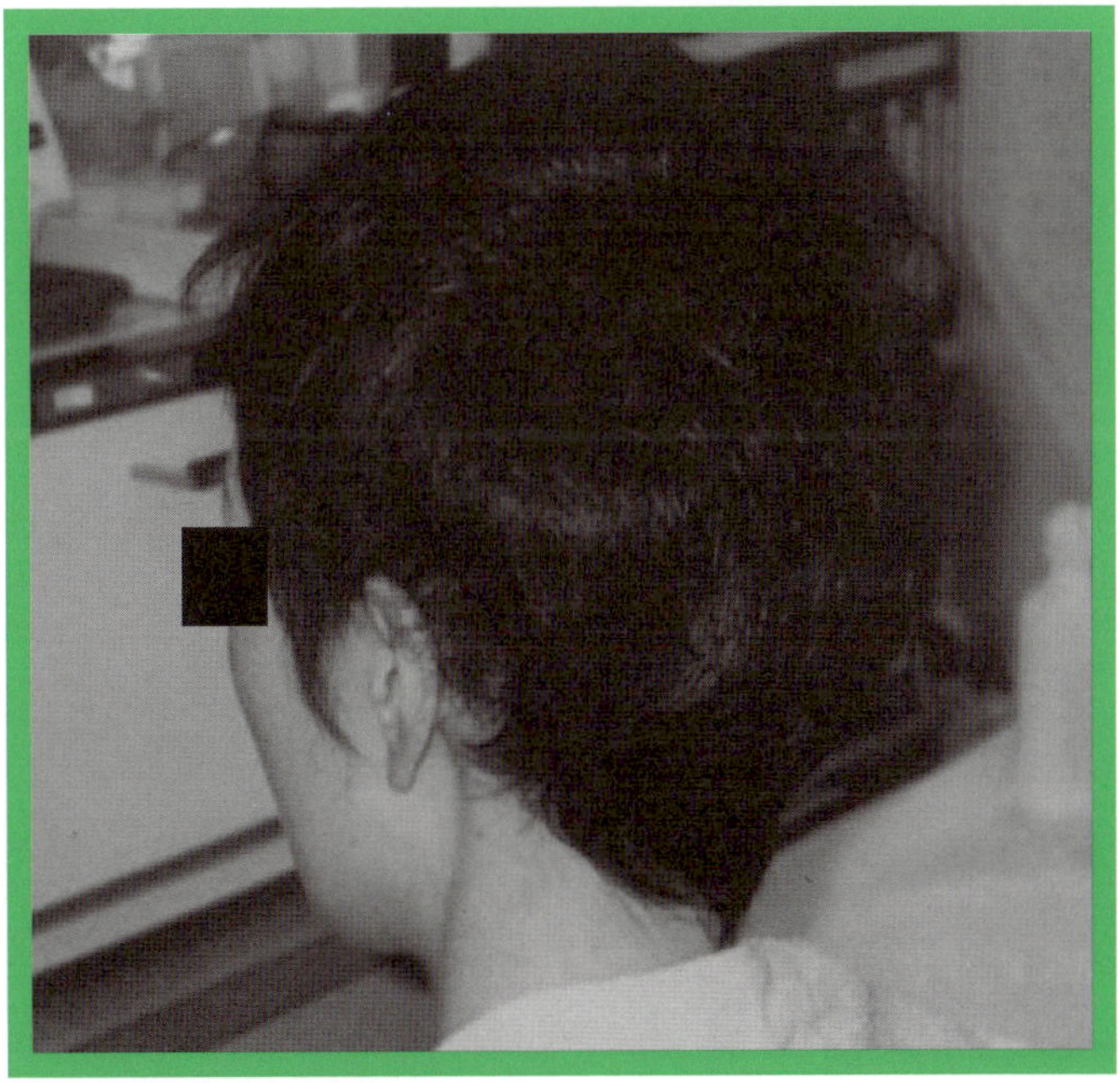

TOHATSU antiageing

実例 8

女性にも深刻な薄毛の悩み…でも、あきらめなくて大丈夫

女性型脱毛症のHさん（58歳・女性）

更年期を過ぎた頃から、髪の毛が次第に薄くなり、ハリやコシがなくなってきたというHさん。風が吹くと髪の毛がすぐに乱れ、地肌が見えてしまう悩みから来店されました。

毛髪診断をすると、髪は細く、メジュラ（毛髄質《もうずいしつ》）という髪の芯にあたる部分がないものが多く見られました。前頭部はかなり頭皮が透けて見える状態でした。

このような場合、背景に甲状腺機能低下症が潜んでいることもあるため、医療機関で甲状腺機能低下症の検査を受けてもらいましたが、問題はありませんでした。

一方、ご家族の頭髪の状況をうかがったところ、お母さんのおじいさんがハゲており、お母さんも髪の毛が薄く、さらに7歳年下の弟さんもすでにハゲているとのことでした。このため、Hさんの脱毛症は遺伝的傾向が強いと考えられました。

さらに頭皮は硬く、温度も低くて、頭皮を指で寄せてもほとんど動かない状態で、血行の悪さが確認されました。肩こり、首こりも激しく、時折、頭痛も起こるといいます。

そこで、血行促進系の育毛剤を使用して、マッサージを施しました。これをご自宅でも続けていただくとともに、緊張型頭痛をやわらげるための体操を教え、実行してもらいました。

施術開始から現在5カ月ですが、薄毛の状態は確実に改善されてきています。

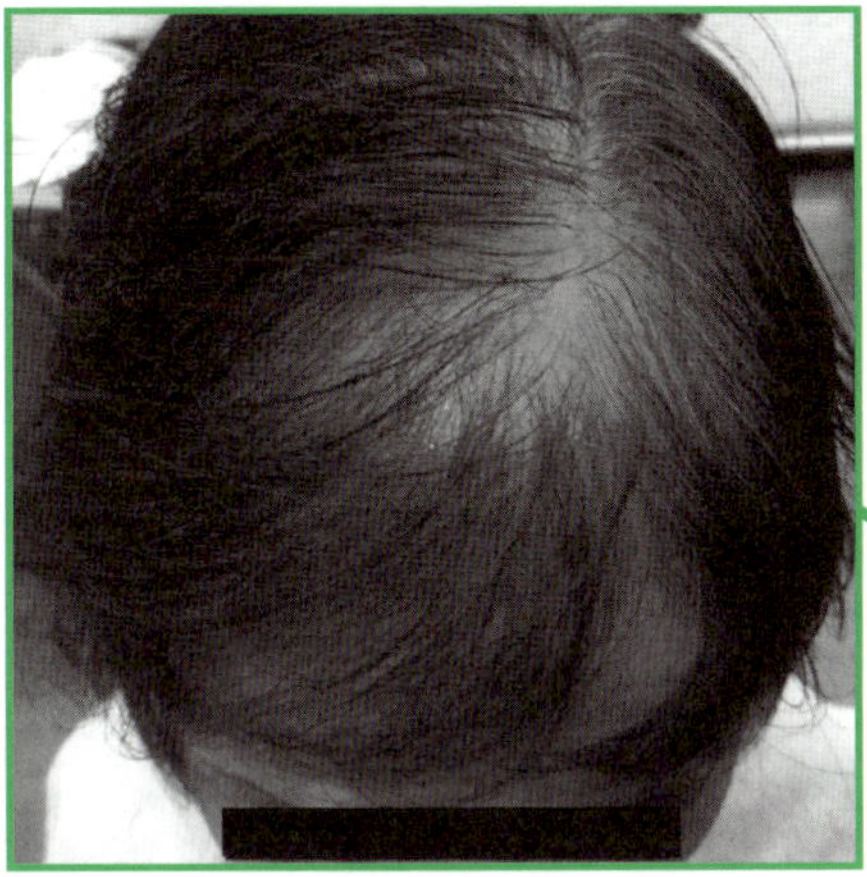

更年期を過ぎて進行した薄毛でしたが…。

5カ月後

きれいに生えそろって、すっかり若々しくなりました。

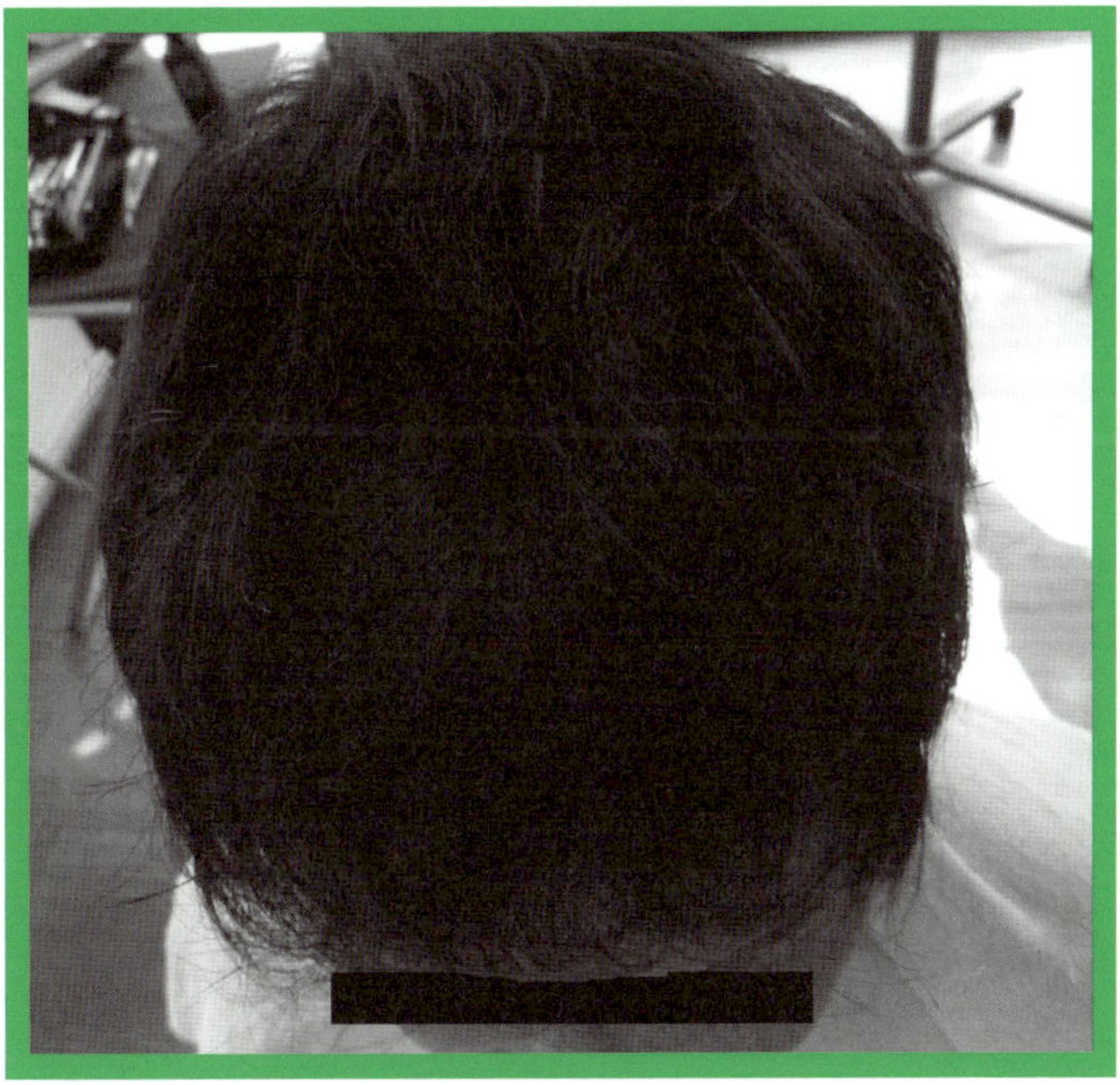

第2章

薄毛・脱毛の原因とタイプを考える

TOHATSU antiageing

なぜ、ハゲは起こるのか？ ——薄毛、脱毛のメカニズム

あきらめないで！ 髪は必ず生えてくる

本書で紹介するヘアケアは、ハゲ、薄毛の予防法です。

こう書くと、「じゃあ、薄毛が進行している段階では、やっても意味がないじゃないか」という人がいますが、そうではありません。

多くの人が悩む男性型脱毛症や女性に多い加齢による脱毛では、髪の毛は薄くなっても、じつは細くなっているだけで、本数は変わらないことが多いのです。

中には、うぶ毛のような毛もありますが、髪の毛が生えている限りはハゲではありません。

つまり、それまでの太い髪の毛が、薄毛が進行しはじめ、頭皮の環境が悪化してしまっているために、細く、弱くなっているのです。

このデリケートな毛を元気にするための方法が、本書で紹介するシャンプーとマッサージです。きちんと続け、頭皮が元気になれば、再び健康な毛が増えていきます。機会があればぜひ、育毛に力を入れているヘアサロンなどでマイクロスコープを使い、頭皮を見てみてください。

髪の毛が生えてきているうちはまだ、自分でできることがたくさんあります。

薄毛・脱毛のメカニズムを知る

ヘアケアを成功させるためには、ハゲ、薄毛がなぜ起こるのかを理解することも大切です。

脱毛は、毛の中の「毛乳頭《もうにゅうとう》」や「毛母《もうぼ》細胞」という部分の働きに、老化や異変が起こること

によります。

毛は、皮膚の表面に出ている「毛幹《もうかん》」と、皮膚にうまっている「毛根《もうこん》」に区別されます。毛は表皮が落ちこんだところの底で作られ、表面に伸びだしたもので、毛根のまわりは「毛包《もうほう》」で囲まれています。

毛根部の下部には、球根状にふくらんでいる「毛球《もうきゅう》」があります。**毛は、この毛球に存在する毛母細胞の細胞分裂によって成長します。**髪の毛の色を決めるメラニンも、この毛母細胞といっしょに作られています。

毛球部の底は表皮側に向かってへこんでいて、そのへこみの中に**毛乳頭**があります。**これが、毛髪を成長させる栄養や酸素を毛細血管から取り入れ、髪の成長・休止をコントロールする指令を出しています。**つまり、毛を作るかなめの部分であるところが障害されることで、薄毛・脱毛が起こるのです。

毛乳頭や毛母細胞を障害する原因は、おもにホルモンや血行です。また障害を引き起こす誘因には、「遺伝」「ストレス」「食生活」「タバコ」「健康状態」「間違った手入れ」などさまざまなものがあります。

こうした誘因のうち、取り除けるものはできるだけ取り除くことが大切です。これに加え、頭皮シャンプー、マッサージを励行することで、髪の毛はぐんと元気になります。

髪の毛のしくみ

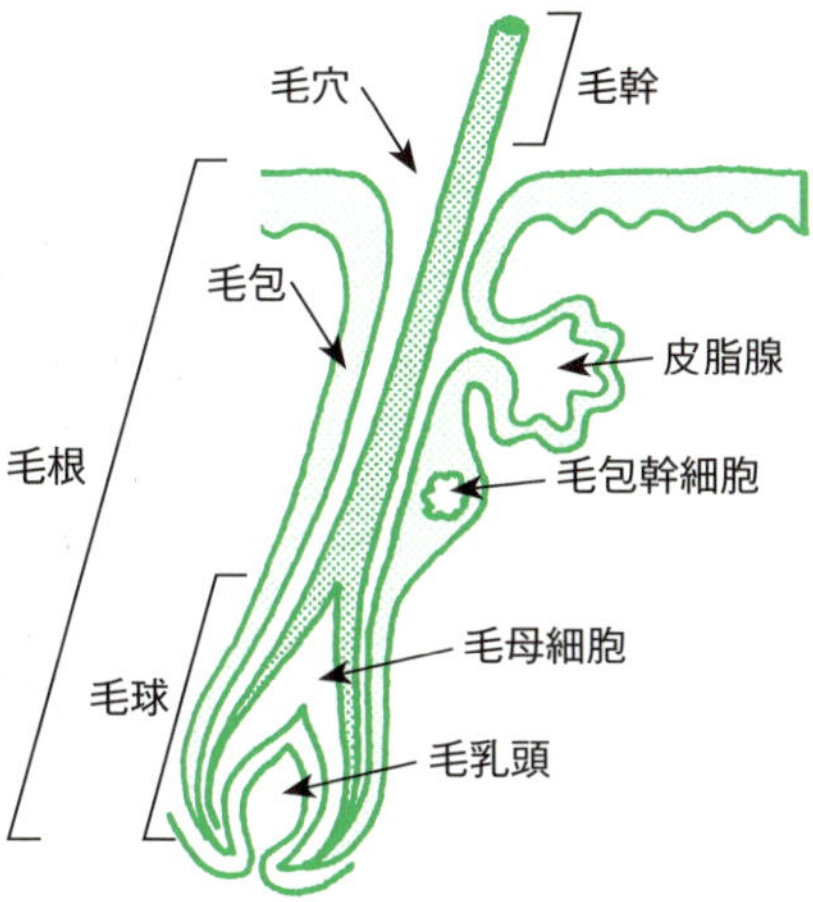

TOHATSU antiageing

髪は抜けないと生えてこない ——大切なヘアサイクル

抜け毛自体は怖くない

ハゲや薄毛に悩む方にとって、いかに抜け毛を減らすかは大きな関心事でしょう。

「髪を洗っていたら、毛がたくさん抜けた」

「朝起きたら、抜け毛が枕にびっしりとついていた」

……薄毛を実感している人であれば、誰もがドキッとするはずです。

しかし、ここで「髪の毛は抜けないと生えてこない」と、考えを１８０度変えましょう。

そう、髪の毛は、抜けないと生えてこないのです。

髪は一定期間成長したあとに自然に抜け、またしばらくすると通常は同じところから同じような毛が生えてくる、ということをくり返しています。

つまり、**髪が抜けるからこそ、新しい毛が生えてくる**のです。

髪の成長期・退行期・休止期

この生え変わりの現象を「ヘアサイクル（毛周期）」といいます。ヘアサイクルについて、少し詳しく説明しましょう。

ヘアサイクルは年齢、性別などによって多少違いますが、女性では平均４～６年、男性は３～５年の「成長期」を続け、平均すると約５年の成長期を持っています。

その後、成長が止まって自然に抜ける準備をしている２～３週間の「退行期」を経て、完全

ヘアサイクル

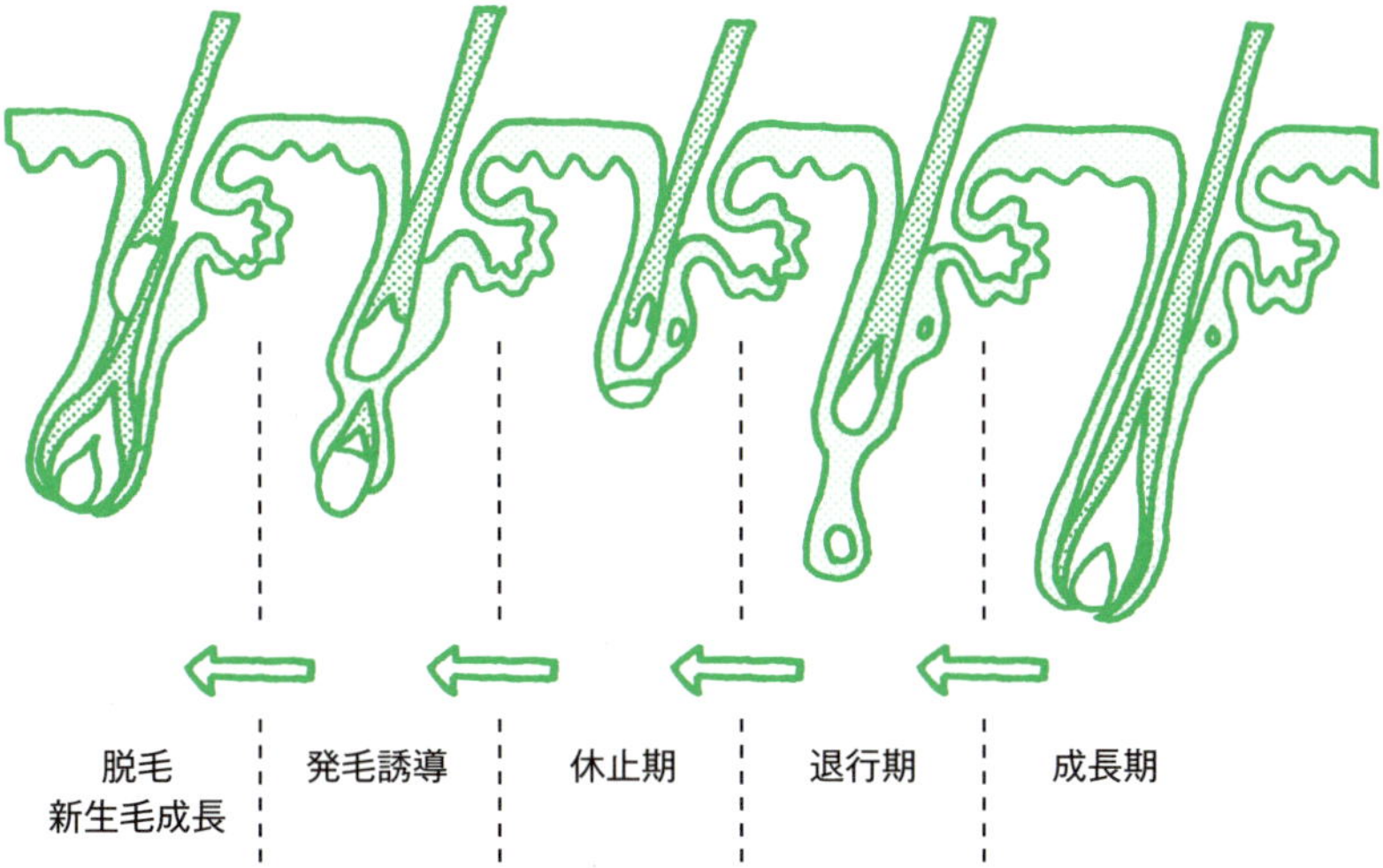

に成長が停止した「休止期」が２〜４カ月続きます。

その後、また、新しい毛の成長が始まってくると、古い毛は自然に抜けていきます。

毛の発生期には、萎縮していた毛乳頭が再び成長を始め、さまざまな成長因子などにより再び活性化されて、毛母細胞も再び作られ、表皮側に向かって新しい毛を作りはじめます。

新毛の成長が始まると、休止期でとどまっていた古い毛は押し出されて脱毛し、新毛は皮膚の表面に出てきます。

頭髪の細胞分裂は非常に活発

健康な頭皮では、退行期に相当する頭髪は頭髪全本数の約１％、休止期に相当するのは９〜14％で、残りはまだ成長期に相当する毛です。

このような活動がそれぞれの毛包で毎日ランダムに行なわれているため、髪の毛は毎日抜けるのが普通です。そして、全体としての毛の量は一定しています。

成長期の毛髪は、通常、休むことなく伸び続けています。標準的な成長速度は、１日当たり約０・３５～０・４㎜にもなります。

じつは**頭髪は、体の細胞分裂活動の中でも、腸の絨毛《じゅうもう》細胞とならんで一番活発な部分**なのです。

細胞分裂がさかんであるということは、それだけがん化する危険も多いということで、この細胞の誤動作を防ぐためにも抜けてリセットする必要がある、という考え方もあるのです。

新しい毛をいかに育てるかがカギ

一方、抜け毛は新毛が生えるために必要不可欠なものですが、病気や遺伝、体質や加齢などの影響を受けてヘアサイクルに狂いが生じると、薄毛や抜け毛の原因となります。

具体的には、**サイクルの終わりにきた髪は1日50～１００本程度抜けますから、この程度の抜け毛ならほとんど心配する必要はありません。**

ですが、１日１００本以上の脱毛が起こってきたら、何らかの原因でヘアサイクルが狂ってきた証拠といえるのです。

ですから、薄毛予防、脱毛予防のためには、いかにこのヘアサイクルを正常に保つかということと同時に、新しく生えてきた毛をいかに大事に「育てるか」が大切になってきます。

TOHATSU antiageing

薄毛・脱毛の悪化要因——遺伝、ストレス、食生活…

薄毛や脱毛の明らかな原因はまだ研究途上ですが、悪化要因についてはかなり詳しいことがわかってきています。

薄毛・脱毛の予防対策では、これらの悪化要因のうち、取り除けるものはできるだけ取り除いていくことがポイントです。

悪化要因① 遺伝

脱毛症の原因として、遺伝的要素が深くかかわっているらしいことは、昔から指摘されていました。

受精後、すでに3カ月頃の胎児の段階で、将来、黒髪になるか金髪になるか、直毛か縮毛かなど、毛髪に関する親の遺伝性がすべて受け継がれます。この遺伝情報を受け継いだ最初の毛母細胞ができると、その後、細胞分裂がくり返され、毛髪が作られます。

脱毛そのものの遺伝子はまだ見つかっていませんが（まれな遺伝性全身脱毛症の原因遺伝子は1998年に発見されています）、親から受け継いだ脱毛を起こしやすい体質、骨格、皮膚の状態など、さまざまな遺伝因子があります。

男性の75％はハゲ体質を受け継いでいる

遺伝が深くかかわっている男性型脱毛症の場合、遺伝因子が1つあった場合、男性は脱毛症になりやすいのですが、女性にはその心配はまずありません。

しかし、「遺伝因子が2つあると、男女どち

遺伝的体質の受け継ぎ方

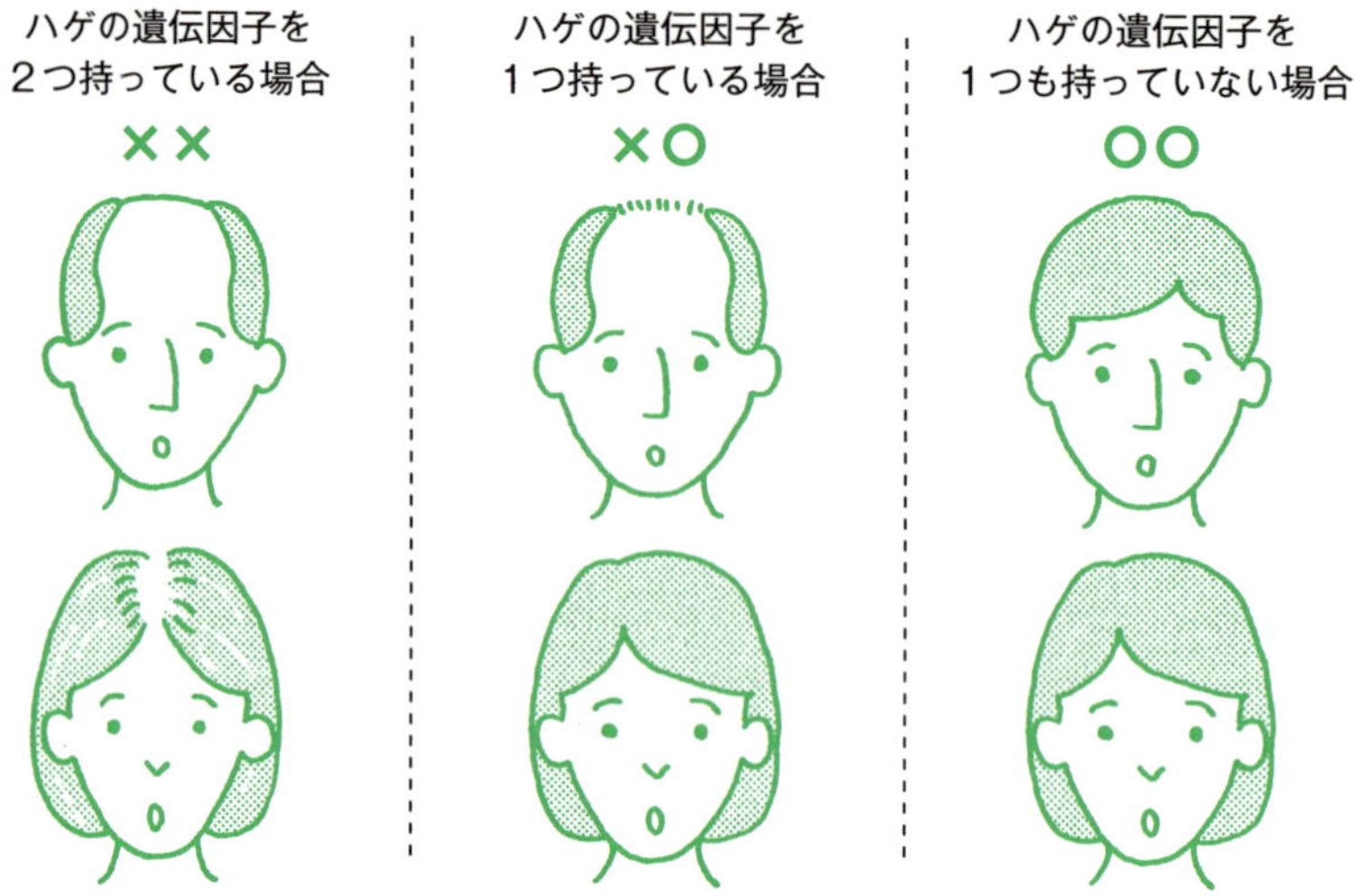

×ハゲの遺伝的因子　○正常毛髪の遺伝的因子

らも脱毛症になるリスクが高まる」と報告されています。

遺伝を受け継ぐ確率は両親からの場合がもっとも高く、両親のいずれにも脱毛症や薄毛があった場合、男女ともに脱毛症が起こりやすくなります。

ほかに、祖父母や曾祖父母からも受け継ぐ可能性があります。祖父母や叔父、叔母に薄い人がいる場合、女性は大丈夫ですが、男性の場合は薄くなる人が多くなります。

さまざまな調査結果を解析すると、**男性は71～75%、女性は25～29%の割合で、ハゲになりやすい遺伝的体質を受け継いでいる**ことになります。

ですから、親や親せきの頭髪を見て心配になった場合、できるだけ早い時期から予防対策をすべきなのです。

男性ホルモンとハゲの関係

なお、男性型脱毛症に男性ホルモンが関係しているとは、古くからいわれています。

アメリカのハミルトン医師の実験によると、思春期前に去勢して睾丸《こうがん》を取り除くと若年性脱毛症は起こらず、脱毛症が進行中の人を去勢したらハゲの進行は止まり、このような人に男性ホルモンのテストステロンを注射したら、再び脱毛症は進行を始めたといいます。

また、脱毛症の起こりやすい前頭部の頭髪と、脱毛症が起こりにくい後頭部の頭髪を交換移植したら、後頭部から前頭部に移植した頭髪はそのままで、前頭部から後頭部に移植した頭髪は脱毛した、という結果もあります。

ということは、同じ人でも、場所によって、毛と男性ホルモンとの関係は異なると考えられます。

頭皮の場所ごとに毛の男性ホルモン感受性が決まっていて、その性質は植えかえられても変化せず、新しい場所の毛と同じ感受性は示さないという性質を持っていると考えられるのです。

悪化要因②　ストレス

薄毛になりやすい人の８割が、心理学でいうところの「神経質タイプ」だったという報告があります。イライラしていたり、心配事が多かったりすると、ストレスから皮脂腺の働きが活発になり、皮脂の分泌も増すことが明らかです。

また、ストレスがあると、自律神経のバランスが狂います。

自律神経は、自らが意識しないでも、自然に体の各機能を調整するように働いてくれる神経です。交感神経と副交感神経があり、自動車のブレーキにたとえられるのが副交感神経、アクセルの役割を担うのが交感神経です。

たとえば、目覚めると活動モードになり、意欲的に活動できるのは交感神経の働きです。具体的には、血圧が上昇し、体に血液がめぐって戦闘モードになります。

一方、夜になると血圧が下がり、リラックスモードになり、体は休息に向かおうとします。これは副交感神経の働きです。

ストレスがあると、この2つのバランスがくずれると同時に、緊急の際に生体を活性化させて攻撃態勢を作るカテコラミンというホルモンが分泌されます。

これはストレスに対抗するためには欠かせないホルモンなのですが、このホルモンが分泌されると血管が収縮しやすくなり、交感神経の緊張から胃腸障害を起こすようになります。そのために胃腸の消化・吸収が悪化して、栄養不足から脱毛が多くなります。

また、毛乳頭に通っている毛細血管も収縮しやすくなるため、髪の毛にも栄養がいきわたりにくくなり、髪の毛が抜けやすくなるわけです。

このようなことを避けるためにも、ストレスを避けて毎日を快適に過ごし、睡眠不足にならないように気をつけることが必要です。

悪化要因③ 食生活

毛髪は皮膚の一部であり、血管から栄養をもらっています。よい髪の毛を育てるためには、「何を食べるか」もとても大切です。

まず注意したいのは、肉食など脂分の多い食事のとりすぎです。血液中のコレステロール濃度が高まり、皮脂の分泌が多くなって、脂漏《しろう》性脱毛症（56ページ参照）の原因になります。

髪の毛はケラチンというたんぱく質でできており、18種類のアミノ酸が結合しています。中でも、含硫アミノ酸のシスチンが多く含まれており、**たんぱく質が不足すると薄毛や脱毛が起こりやすくなります**。魚や大豆などの良質なたんぱく質をとることが大事です。

　また、**亜鉛や銅、セレニウム、硫黄などのミネラルの不足も、抜け毛や白髪が増える原因となります**。

ビタミン類の不足も要注意です。ビタミンAが不足すると皮脂の分泌が減り、汗腺の働きが衰えて、皮膚表面の角質層が厚くなり、皮膚は潤いがなくなり、毛髪は乾燥しやすくなります（ただし、ビタミンAは多すぎても脱毛を起こすことがあり、とりすぎにも注意が必要です）。

　また、ビタミンB_6の不足はたんぱく質の代謝に異常をきたしたり、結果、皮脂の分泌を増やして、脂漏性脱毛症の原因になります。アルコールやコーヒーは体内のビタミンを破壊するので、とりすぎには注意が必要です。

悪化要因④ タバコ

タバコの煙に含まれる**ニコチンは、血管を収縮させるため、栄養分が頭髪を育てるのを妨げます**。

　ハーバード大学公衆衛生学部の調査によると、喫煙がアンドロステンジオン、テストステロン、デヒドロテストステロンなど、ほとんどすべての主要な男性ホルモンを増加させることがわかりました。

　この研究は喫煙とホルモンの関係を調べたもので、脱毛についての研究ではありませんが、喫煙によって脱毛をより促進したり、脱毛量を増加させる危険性があることを調査結果は示しているといえます。

　なにより、喫煙は咽頭《いんとう》がんや肺がんなどのリスクを大幅に高めます。脱毛の問題以前に、健康への悪影響を考えるべきでしょう。

悪化要因⑤ 健康状態

とくに大事なのは、食べ物の消化・吸収をつかさどる胃腸の健康状態をよくしておくことです。**食べたものがうまく消化・吸収されなければ、髪の健康を保つことができません。**

また、肩こりも頭皮の血行を悪くするので、注意が必要です。ひどくなる前にマッサージなどでほぐしておきましょう。円形脱毛症などの場合は、ひどい肩こりになることがあります。

そのほか、糖尿病や甲状腺の異常、性感染症の梅毒、自己免疫疾患などの病気によって髪の毛が抜けることもあります。これらの場合は、原因となる病気の治療をまず優先して行なうことが大切です。

悪化要因⑥ 間違った手入れ

肌質に合っていない合成界面活性剤や殺菌剤などが多量に含まれているシャンプー剤、整髪剤などを使用した場合、皮膚への刺激によって抜け毛が増えることがあります。

また、シャンプー後のすすぎが不十分だと、その成分が頭皮に残って皮膚を刺激します。

パーマ液や毛染め剤などに含まれるチオグリコール酸やジアミン、アルカリ剤が地肌に浸透すると、皮膚や髪が荒れ、脱毛の誘因となることもあります。ですから、パーマ液や毛染め剤は頭皮に薬剤成分がつかないように注意し、使用後はよくすすいで成分を落とすことが大切です。

また、ブラッシングによる静電気の発生、ポニーテールなどの髪を引っ張るスタイルを長く続けることで毛乳頭組織周辺に軽い炎症が起こり、その積み重ねが皮膚の組織の老化を早め、脱毛の原因になることもあります。

ナイロンブラシで乾いた髪をブラッシングすると、毛髪の表面には⊕（プラス）の電気が帯電します。この電気が毛幹を通って毛乳頭に達すると、皮膚内部の電気は⊖（マイナス）のため、この部分でショートします。結果、毛髪と毛乳頭との間に細かな気泡が発生し、毛球は萎縮してしまうのです。

　このときに発生している静電気は、じつに1万ボルト以上にもなっています。

　少しくらいの気泡であれば、時間の経過とともに消えていきますが、ブラッシングを頻繁に行なうと髪は毛乳頭から浮き上がり、ついには乳頭剥離《はくり》を起こして、細胞は角化して固着力を失い、脱毛してしまいます。

　ブラシを水でぬらしたり、髪に水またはヘアクリームをつけてブラッシングするほか、静電気防止スプレーなどの使用もよいでしょう。

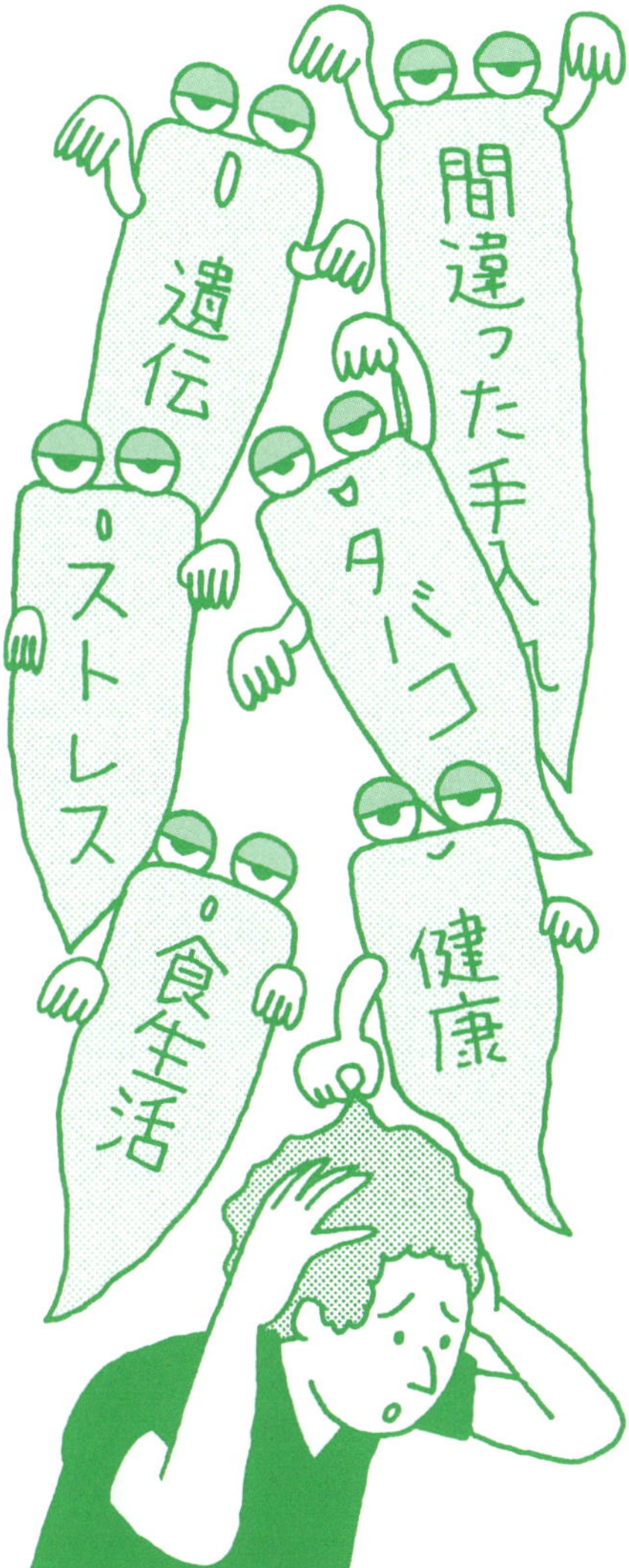

TOHATSU antiageing

薄毛・脱毛のセルフチェック——あなたの髪は大丈夫？

あなたは本当にハゲなのか？

ハゲ、薄毛と悩んでいるあなたは、正しく自分の頭をチェックできていますか？

たとえば「額がハゲて後退している」ことを自覚する人は多いですが、額の広さには個人差があり、ハゲではなく「もともと額が広いためにハゲているように見える」場合もあります。

基本的には、額の広さは「眉の上から指3本くらい」が標準とされています。眉の上から指4本以上になると危険ということになりますが、見極めが難しい場合は、医療機関（皮膚科）などで診断をつけてもらいましょう。

また、男性では額の両角が薄くなっていく、いわゆる「退却型のM字タイプ」のハゲも少なくありません。この場合、両耳穴を結び頭頂を通る線と、M字の後退の距離が2㎝以下になったらハゲと呼ぶ、とされています。

日本人に多い、頭頂部から薄くなり額に向かってハゲていく、「攻め下ろしタイプ」と呼ばれるものもあります。

女性の脱毛の場合は、生え際が後退していく現象はほとんど見られません。しかし、女性で男性型脱毛症の遺伝的要素を受け継いでいる場合は、額が生まれつき広く、頭皮が硬く張っている人が多いです。

なお、一般的には次ページのような徴候が表れはじめたら、薄毛・脱毛の可能性が濃厚といえます。**チェックしてみて、ひとつでも相当するものがあれば、早めに対策をたてましょう。**

薄毛・脱毛のセルフチェック

- □ 血縁にハゲている人が多い
- □ 家族や知人から「髪が薄くなってきた？」と言われたことがある
- □ 頭皮が透けて見えるような気がする
- □ 髪が細くなり、ハリ、コシもなくなってきた
- □ 抜け毛の数が以前より多くなった。または、毎日 100 本以上抜ける
- □ 毛先のとがった短い抜け毛が多くなった
- □ 抜け毛の毛根に、フケのような白いものや、尻尾のようなものがついている毛が多い
- □ 髪の間から、毛先のとがった短い髪がピンピンと立つ
- □ 頭皮がかゆく、フケが多い
- □ 毎日シャンプーしているのに、すぐに髪がベタつく
- □ 髪がぬれていると、頭皮が透けて見える
- □ 分け目が薄くなり、分け目の頭皮が目立つようになってきた
- □ 鏡を見ると、頭皮のラインがわかる
- □ 頭皮に指をあてて動かそうとしても、つっぱって動きにくく、頭蓋骨が感じられる
- □ 頭皮の色が褐色になってきた
- □ 雨が降ると頭皮にあたるため、雨の降りはじめがすぐにわかる

TOHATSU antiageing

さまざまな脱毛症① 男性型脱毛症——もっとも一般的なタイプ

脱毛症にはいくつかの種類があります。予防の基本は同じですが、医療機関での治療法、育毛剤や発毛剤は何が合うかなどは、タイプによって違います。

あなたはどのタイプでしょうか?

もっともよく見られる男性型脱毛症

成人男性がもっとも多く悩んでいるタイプの脱毛症で、別名をＡＧＡ（Androgenetic Alopecia）といいます。

本書を手に取ってくださった読者の多くも、このタイプで悩んでいる方が多いのではないでしょうか。

男性型脱毛症の場合、後述する円形脱毛症などと違ってゆっくり進行し、また、髪の毛のすべてが抜け落ちるのは少ないこともあり、かつらや増毛法に頼らず、セルフケアでなんとかしたいという人が多いと思います。

また、治療薬（プロペシアなど）もありますが、性欲減退などの副作用に悩み、私のサロンを訪れる方も多いのです。

男性型脱毛症は成人男性によく見られる薄毛で、思春期以降に起こります。額の生え際や頭頂部の髪が、どちらか一方、または双方から薄くなっていきます。

特徴は、その脱毛の進行パターンにあります。額の生え際から後退していくタイプ、頭頂部から薄くなるタイプ、これらの混合タイプなどさまざまな進行パターンがあります。

男性ホルモンが関係している

男性型脱毛症の原因には、男性ホルモンのテストステロンや遺伝が関与していると考えられています。少し難しいですが、ご説明しましょう。

テストステロンが毛乳頭の細胞内に入ると、5α-リダクターゼ（還元酵素）の作用を受けて、5倍も作用の強い活性型男性ホルモンであるDHT（ジヒドロテストステロン）に変換されます。

つまり、**生まれつき還元酵素の量が多い人や、活性が高い人は、男性型脱毛症になりやすい**といえるわけです。

話を戻します。DHTが男性ホルモンのレセプター（受容体）と結合し、遺伝子に取り込まれて毛母細胞の分裂を抑制すると、毛周期が短縮されます。この結果、硬くて太かった髪が、次第に細くて伸びの悪いうぶ毛を引き起こすようになっていくのです。

このレセプターはすべての毛乳頭にあるわけではなく、頭部のうちでも多いのは前頭部と頭頂部です。ヒゲやわき毛の毛乳頭にも存在しますが、後頭部にはありません。

このため、前頭部や頭頂部がハゲても、後頭部や側頭部の毛髪は残ることになります。

ハゲていくのにヒゲは濃くなる理由

興味深いのは、思春期以降、男性ホルモンが増えてくると、髪は薄くなる一方でヒゲは濃くなってくるという、逆の働きです。

研究の結果、男性ホルモンの影響により、ヒゲの毛乳頭からはIGF-I（インスリン様成長因子I）という成長因子が、前頭部の毛乳頭ではTGF-β1（ベータ型変異増殖因子、形質転換成長因子ベータ1）という因子が出ていることがわかりました。

脱毛の起こりやすい部分では、このTGFβ1の影響で毛母細胞の成長が抑制され、アポトーシス（プログラムされた細胞死）が起こるのです。

そのため、ヘアサイクルの成長期が短縮し、細くて短い毛に生え変わりながらうぶ毛へと逆転換して、脱毛を引き起こし、逆にヒゲはIGF-Iの影響により濃くなってくるのです。

遺伝のメカニズムはまだ不明

この、生まれながらに脱毛症になりやすい体質には、遺伝が関連していることは間違いありません。

しかし、何がどう遺伝するかという詳しいメカニズムは、まだ研究途上であり、専門家のコンセンサスは得られていません。

というのも、かつては、父親の遺伝子との関連が深く、「父親や父方の祖父がハゲている場合は遺伝する」といわれてきたのですが、その後の研究により、男性型脱毛症の原因遺伝子は、母親からのX染色体にある男性ホルモンの受容体遺伝子によって受け継がれることがわかり、「むしろ、母方の祖父がハゲているほうが脱毛症になりやすい」と新たな見解が登場しました。

しかし、さらに2008年、男性ホルモンを介する経路とは無関係と思われるDNA塩基配列の変異が20番染色体で見つかり、男性ホルモンの受容体遺伝子とこのDNA塩基配列の変異が両方ともある群は、両方とも違う群に比べ、男性型脱毛症の発症率が7倍も高かったという研究報告が、権威ある学術雑誌『ネイチャー・ジェネティクス』に発表されたのです。

これにより、一概に母方からの遺伝が原因であるとはいえなくなりましたが、DNAの変異がなぜ起こるかはまだ不明なのです。

男性型脱毛症は、遺伝に加え、環境要因など複数の因子がからみあって起こります。食生活やシャンプーの仕方の工夫などで、進行を遅らせることは十分に可能です。

つまり、よくなる可能性のある脱毛症なのです。「遺伝だから、体質だから」とあきらめないでください。

男性型脱毛症のさまざまなタイプ

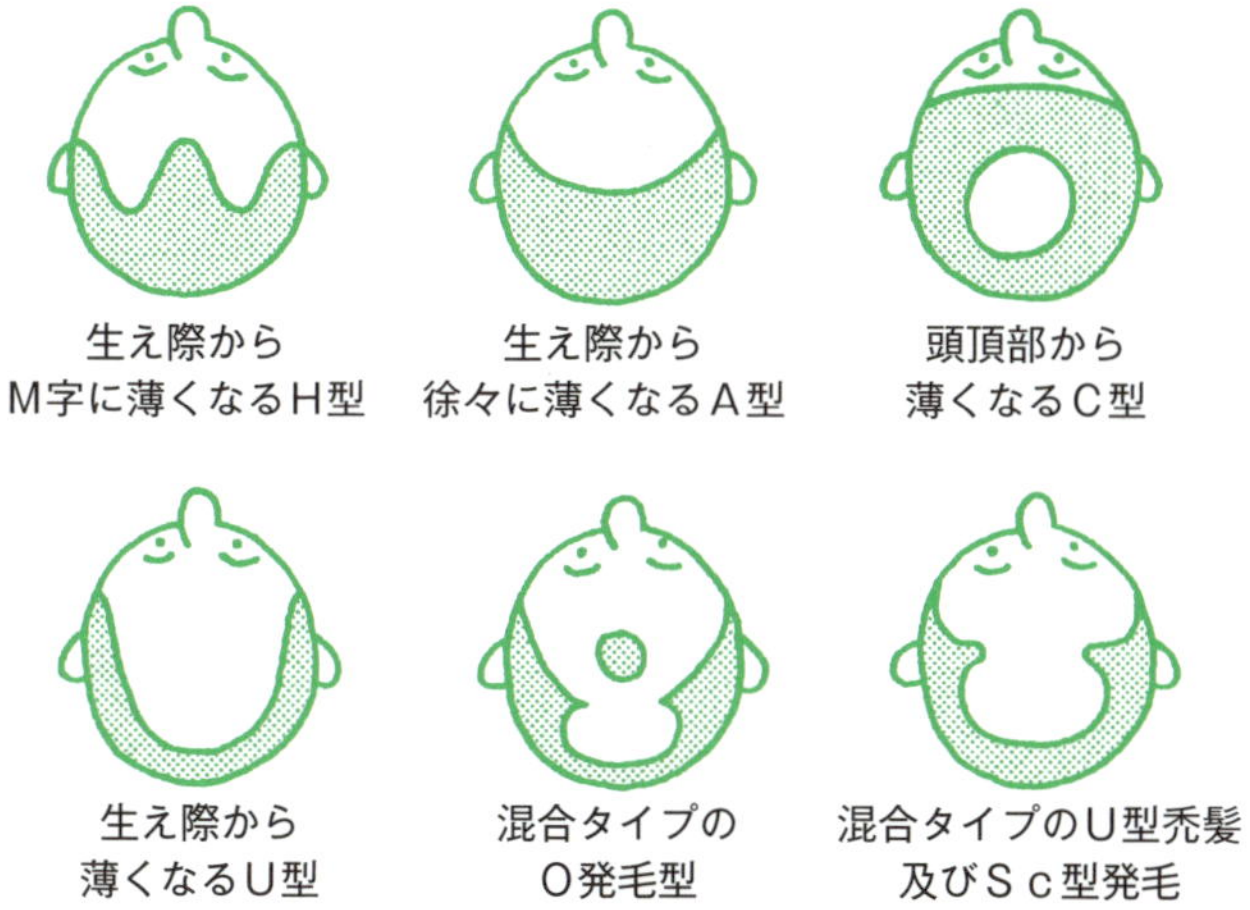

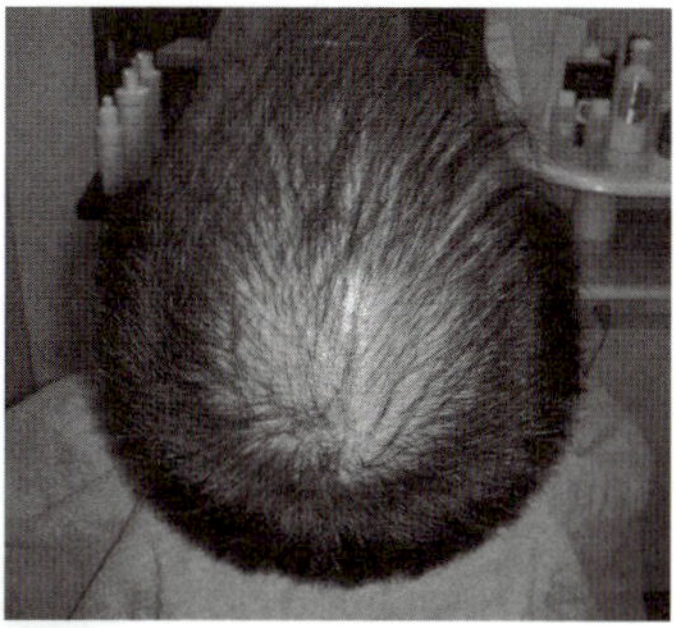

C型タイプ

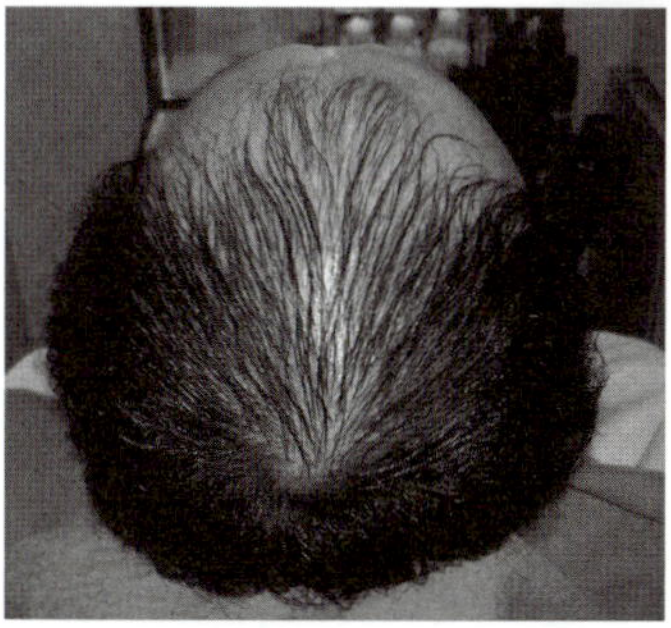

H型からU型に向かっているタイプ

TOHATSU antiageing

さまざまな脱毛症② 円形脱毛症 ——1つの円から全身まで

円形脱毛症にかかった人の悩みは深刻です。自殺を考えたという人、結婚話が壊れてしまった人、就職が決まっていたのに内定を辞退せざるを得なくなった人、登校拒否を起こしてしまったお子さんなど、さまざまです。

しかし、このタイプの脱毛症は特別なものではなく、大人から子どもまで誰にでも起こる可能性があるのです。

単発・多発…症状はさまざま

自覚症状のないことが多く、ある日突然、頭にコイン大のハゲがあることに気づきます。一般的には「10円ハゲ」などと呼ばれることもあり、10円玉くらいの大きさで頭髪が抜けると思われています。

しかし、円形脱毛症の症状はさまざまで、円形の脱毛巣が1つできるケース（単発型）から、数個できる多発型、さらに頭髪全体が抜けるケース（全頭脱毛症）や、全身の毛が抜けるケース（汎発《はんぱつ》性脱毛症）もあります。

髪の毛が正常に成長していたのにもかかわらず、急に抜けてしまうところが、男性型脱毛症などとの相違点です。

脱毛巣周囲の毛を軽く引っ張ると、毛がまとまって抜ける場合は、円形脱毛症がまだ進行中だといえるでしょう。

原因は免疫システムの暴走？

円形脱毛症の原因には諸説ありますが、最近の研究では、**免疫システムの暴走によって引き**

起こされる「自己免疫疾患」という説が有力になってきています。

免疫は細菌やウイルスなどから私たちの体を守るためのシステムで、日本の国でいえば自衛隊にたとえることができます。

自衛隊員にあたるのは白血球中のリンパ球などで、不法侵入者に出会うと攻撃態勢に入るように、非常によく訓練（プログラム）されています。

私たちが安全（健康）でいられるのも、このようなシステムがあるからですが、時として、自国の国民なのか侵略者なのかがわからなくなってしまう、つまり、自己と非自己を見分けるメカニズムに問題が生じてしまうと大混乱となり、自衛隊員が自国民を攻撃してしまうようなことが起こってしまいます。

本来は体を守っている免疫が、自分の体を攻撃しはじめてしまうのです。これが自己免疫疾患で、免疫システムが毛球を攻撃すると、円形脱毛症になるというのです。

そして、この免疫の暴走には、アレルギーやストレスが関与していると考えられています。

一方、円形脱毛症は遺伝的素因もあるとされ、30～40％に遺伝性があったという報告や、家族内での発生が報告されています。

医療機関での治療も可能

円形脱毛症で抜けた髪の毛の毛根を観察すると、毛球が破壊された「萎縮毛」の割合が高くなっています。これは、リンパ球が毛球に侵入（浸潤）し、毛母細胞を攻撃した痕跡です。

毛母細胞が壊されたり、正常な状態で作られなくなると、その毛を維持したり、成長させることができなくなるので、脱毛するしかなくなってしまうのです。

円形脱毛症は病気の一種ととらえられ、医療機関で治療が可能です。円形脱毛症の診療ガイドラインでは、副腎皮質ホルモン（ステロイド）

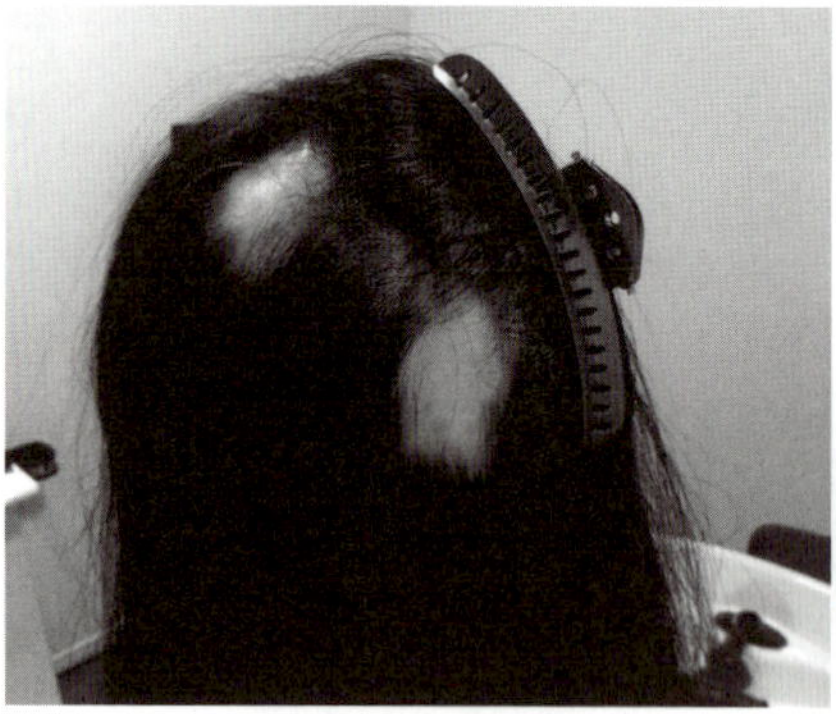
多発型円形脱毛症

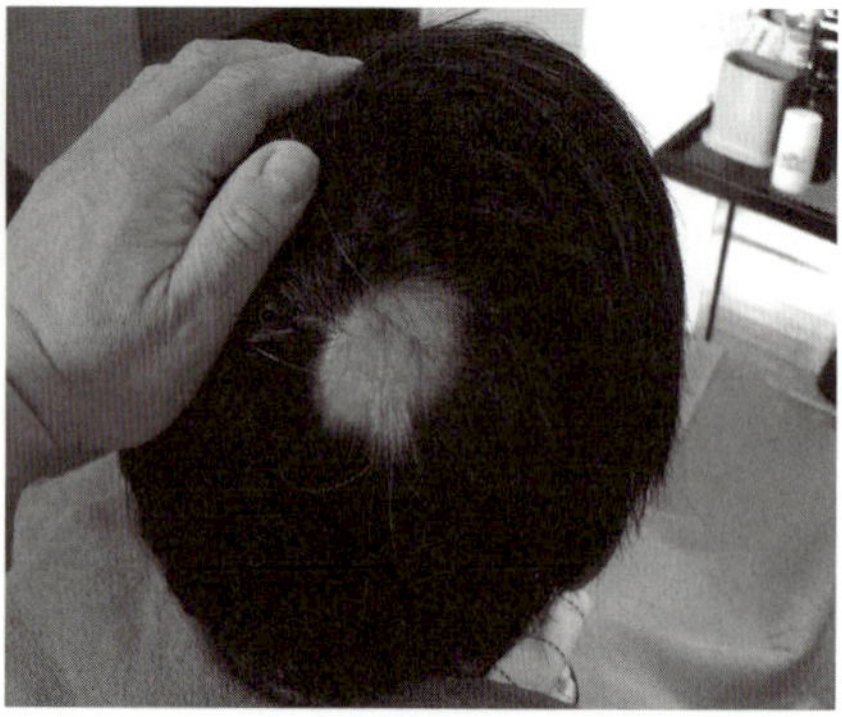
単発型円形脱毛症

の局部注射や内服薬、外用薬による治療、局所免疫療法などが推奨されています。

免疫の暴走が落ち着いたらマッサージ

一方、免疫の暴走が落ち着けば、毛母細胞の攻撃もストップし、新しい毛が生える準備を始めます。

ただし、新しい毛は細くて抜けやすいので、シャンプーでゴシゴシこすらないことが大事です。そこで、サロンにいらしている方には、正しいシャンプー法を教えます。

また、この時期からは頭皮や肩のマッサージが効果的です。円形脱毛症の方は、肩こりがひどかったり、頭皮の血行が悪いことが多く、マッサージにより血行が促進され、快復が早まってくることが多いのです。

育毛剤であれば、血行を促進するタイプが有効です。

TOHATSU antiageing

さまざまな脱毛症③　女性型脱毛症 ――広範囲に広がるびまん性

意外と多い女性型

現在、**私のサロンを訪れる方の約半分は女性で、そのほとんどはこの女性型脱毛症**です。

その名のとおり、女性に起こる脱毛症で、別名を「女性の男性型脱毛症」といい、びまん性の脱毛です。「びまん」とは「限局性」に対する用語で、「広範囲に広がる」という意味です。

男性のように髪の毛の一部分が極端に脱毛したり、薄毛になるような症状ではなく、頭髪全体が薄くなる症状が特徴で、50歳くらいから悩みを訴える人が増えます。

「髪全体のボリュームがなくなってきた」

「なんとなく髪の毛にコシがなくなって、少なく感じる」

「髪の分け目が、なんとなく気になる」

「髪を分けるヘアスタイルだと、頭皮が透けて見えてしまう」

などが兆候ですが、お客さまの中には、「雨が頭にあたるようになって（薄毛に）気がついた」という人もけっこういます。

原因は男性ホルモンなどさまざま

女性型脱毛症の原因には加齢の影響が大きいのですが、これに加えて男性ホルモンも関係しています。

女性でも卵巣や副腎で作られている男性ホルモンによって、男性型脱毛症が生じます。その分泌量は男性の20分の1くらいですが、女性の毛包における5α-リダクターゼや男性ホルモ

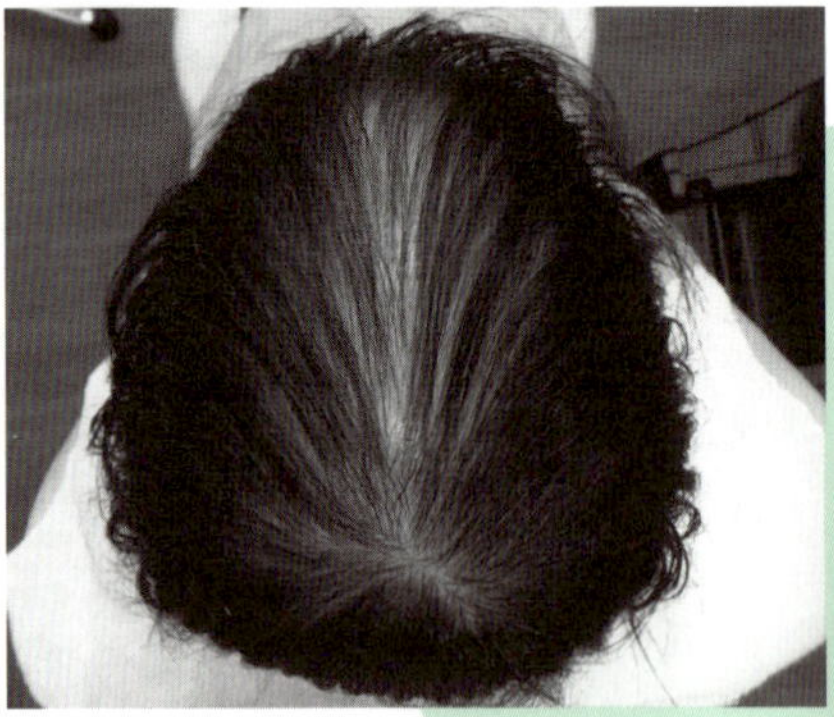

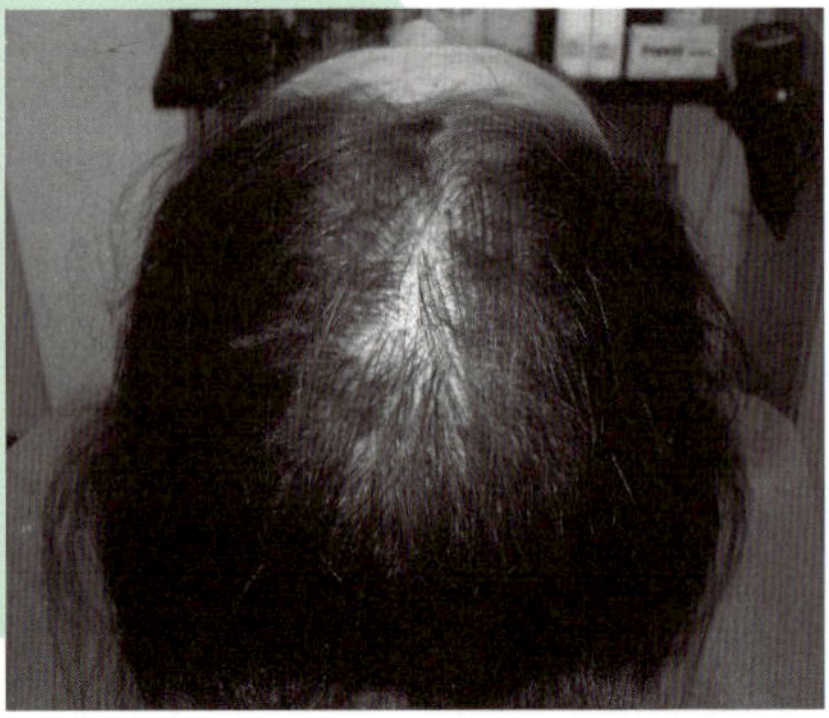

女性型脱毛症

ン受容体の局在は明らかではないのです（男性は前頭部やヒゲ、脇毛などに存在）。

　女性型脱毛症は完全にハゲることはなく、ヘアサイクルがくり返されるにつれて髪の毛が徐々に細くなり、頭皮が透けて見える「細毛化現象」が中心です。30歳前後から始まったり、性ホルモンの分泌が変化する更年期に目立ちます。

　誘因はいろいろ考えられるものの、はっきりとした直接原因はまだ不明です。男性に用いられるプロペシアも適用外ですので、**その分、マッサージシャンプーによる効果が期待できます。**

　女性に多い脱毛では、このほか、偏食や極端なダイエットなどで髪への栄養がいきわたらなくなって起こるケースもあり、若い人には比較的多く見られます。

　さらに、間違ったヘアケアや染毛、パーマ、出産後やピルの服用中止、ストレスやタバコによる血行不良なども要因となります。

TOHATSU antiageing

さまざまな脱毛症④ 内分泌異常、粃糠性、脂漏性

内分泌異常にともなう脱毛症

20代の女性で薄毛の悩みがある場合、甲状腺を中心とした内分泌の異常が原因というケースがあり、医療機関への受診をすすめることがあります。

たとえば、甲状腺機能の働きが亢進するバセドウ病では、抜け毛が急速に進むのが特徴です。髪の毛が細く、やわらかくなり、びまん性の脱毛が起こってきます。わき毛や陰毛が減ることもあり、円形脱毛症を併発することもあります。

逆に、橋本病など甲状腺機能が低下する病気になると、髪の毛が乾燥してわらのようにパサパサになってもろくなり、薄毛、抜け毛が目立ち、肌も乾燥肌になってきます。

また、下垂体機能が低下すると、下垂体からの性腺刺激ホルモンの分泌が低下するため、体毛が減ったり、抜け落ちたりします。

また、眉毛の外側3分の1も抜け落ちることがあり、子どもの場合は頭髪が細くまばらになり、成人女性の場合はわき毛や陰毛が抜けることがあります。

いずれにしても、これらの脱毛症は原因となる病気の治療をすることが第一で、病気が治れば脱毛症も改善します。

粃糠性脱毛症

粃糠《ひこう》性脱毛症は、**頭皮に多くのフケが発生す**

ることにより毛穴が詰まって起こる脱毛症で、冬期や、あっさりした食事を好む人に多く見られます。

毛穴が詰まると、物理的にも髪が伸びるのが妨げられます。また、代謝も悪くなるので、毛母細胞に栄養が届かなくなり、十分に成長する前に抜けてしまって、生え変わるたびにだんだん細くなります。

フケのタイプには、乾いた乾性のフケとベタベタした脂性のフケの2種類があります。

乾性のフケは、髪の毛の洗いすぎや、洗浄力の強いシャンプーによって起こることが多いようです。脂性のフケは、皮脂の過剰分泌や細菌の増殖が関係しています。

対策としては、洗髪方法と食生活の見直しが大切です。シャンプーの使用は2日に1回にし、刺激の少ないアミノ酸系のシャンプーなどで洗って、ぬるま湯ですすぎます。

脂漏性脱毛症

脂漏《しろう》性脱毛症は、**皮脂の過剰分泌によって起こる脱毛症**です。

過剰に皮脂が分泌され、それらが毛穴をふさぐことにより、毛穴のまわりで頭皮の常在菌が異常繁殖し、結果、毛根が炎症を起こして、髪が抜けてしまうのです。

常在菌が異常繁殖する原因はさまざまで、洗髪を何日もしない、逆にシャンプーやリンスによる過剰な刺激、血行不良、偏った食生活などがあります。

対策としては、アミノ酸系や殺菌剤含有のシャンプー剤に替え、血行不良が引き金になっている方には頭皮マッサージが有効です。

ただし、激しいかゆみや痛みがともなっている場合には、すみやかに皮膚科の診断を受けてください。

TOHATSU antiageing

脱毛以外の髪のトラブル——白髪、フケ、かゆみ

髪の毛のトラブルには、薄毛・脱毛以外にもさまざまなものがあります。

トラブルの多くは、頭皮の老化や頭皮の健康状態が悪化しているサインであり、薄毛・脱毛を促進する危険もあるので、早めのケアが必要です。

白髪

白髪になるとハゲない？

多くの人が悩むトラブルに白髪があります。黒髪の中に白髪があるととても目立ちますし、気になります。

日本人の白髪の発症年齢は平均35歳前後で、頭髪の50％くらいが白髪になるのは55歳前後です。

ちなみに、男性で薄毛が進行している場合、完全にハゲるのも同じくらいの年齢です。このためか、「白髪だからハゲない」、逆に「ハゲるタイプだから白髪にはならない」などといわれます。

本当のところはどうなのでしょう？

私たちが調べた結果では、もみあげの部分あたりから白髪が始まっている場合は、白髪になりながらハゲていく人が多く、頭頂部あたりに若い頃から白髪が多く、ヒゲが少ない場合は、フサフサのまま白髪になっていく人が多いという結果でした。

ハゲが先に進行する場合も、薄毛になった毛

はやがて白髪になっていきます。しかし、黒い毛のうちに薄毛が進行した頭頂部や前頭部は、色素のないうぶ毛が多く、側頭部や後頭部がまだ白髪になっていない場合、黒髪でハゲているように見えるのです。

白髪の原因はメラニン色素の減少

白髪は、遺伝の影響もありますが、通常は頭皮の老化によって起こります。

毛髪にはメラニン色素が含まれていて、それが毛髪の色を左右しています。

メラニン色素顆粒には、褐色から黒色のユーメラニンと、黄色から赤色のフェオメラニンがあり、黒髪ではユーメラニンが、ブロンドではフェオメラニンの量が多くなります。この2つのメラニン色素の混合比や量の違いにより、黒髪や赤毛、金髪など、さまざまな髪の色になります。

このメラニン色素が作られなくなると、白髪になります。

普通はメラニン色素を含んだ細胞がそのまま押し上げられて皮質を作るので、毛は黒く見えますが、メラニン色素が供給されなくなると白髪になってきます。

メラニン色素は毛髪をはじめ、皮膚や毛、目、脳軟膜などにあり、おもに体を有害な紫外線の害から護ってくれています。

この大切なメラニン色素が、なぜ加齢につれてなくなり、白髪が増加するのかということについて、その根本原因はまだわかっていません。

唯一の予防策は食事

ところで、残念ながら、白髪を減らすには、シャンプーやマッサージではなかなか効果が得られません。

唯一の予防策としては食事です。これについては127ページに紹介しましたので、参考にしてください。

白髪の根本原因については大学等でも研究されており、その解明とともに、新たな白髪対策法ができることを期待しましょう。

フケ

フケは皮膚のターンオーバーの異常

フケも、年齢を問わず、多くの人が経験する悩みです。

皮膚の細胞は表皮の一番下の基底層で作られ、約4週間で表面へと移動し、はがれ落ちます。これを「皮膚のターンオーバー」といいます。

健康な状態の頭皮では、フケは肉眼ではほとんど見えませんが、ターンオーバーが異常な状態になり、皮膚の角質化が進むと、はがれ落ちるフケは大きくなり、数も多くなって目に見えるようになります。

フケの原因としては、「脱脂力の強いシャン

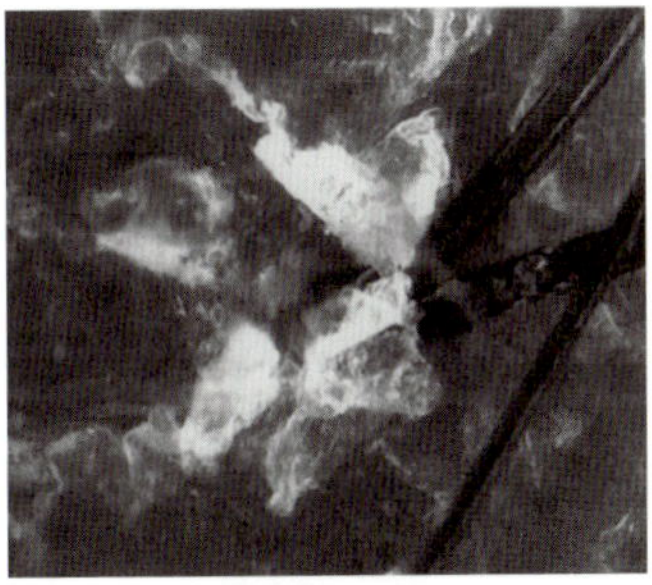

粃糠性のフケ

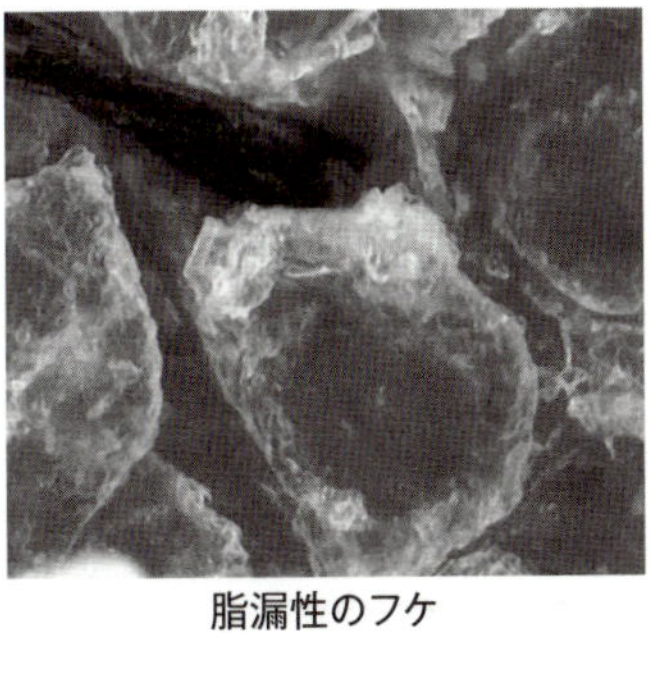

脂漏性のフケ

プーの使用」や「爪でひっかいて頭皮に傷をつけるなどの洗髪方法」「シャンプー剤が頭皮に残留したことによる炎症」など、間違ったヘアケアが引き金になっていることが少なくありません。

一方で、「健康状態が悪い」「食生活の偏り」「髪を洗わないなどによる頭皮の不衛生」「真菌（カビの一種）の感染」などで起こることもあります。

問題なのは脂性のフケ

56ページでも述べましたが、フケには乾いたタイプの乾性（粃糠性）と、脂分の多い脂性（脂漏性）の2種類があります。

とくに問題となるのは脂性のフケで、このような場合は「脂漏性皮膚炎」の疑いがあります。

脂漏性皮膚炎は、発汗機能の異常、細菌による感染症、ビタミンやホルモンの代謝異常などによって起こります。放置しておくと、薄毛・脱毛の原因になりますので、まずは皮膚科で診てもらうのが安心です。

かゆみ

フケにともなって発症することが多く、その原因も共通しています。激しいかゆみは、シラミなど寄生虫による感染症によることもあります。

いずれにしても、フケ、かゆみが皮膚病などからきていない場合は、適切なヘアケアによって、十分に改善が可能です。

ヘアケアはまた、薄毛・脱毛の予防にもなりますので、正しく効果的な方法を知ることが大事です。

第3章

育毛の決め手は健康で清潔な頭皮

TOHATSU antiageing

髪を育てる頭皮について正しく知る

脱毛や薄毛の予防にとって、もっとも重要なのが「頭皮の健康」です。頭皮は髪の毛の土台であり、髪に栄養を補給し、髪を育てているところです。

頭頂部には筋肉がない

頭皮のことを「スカルプ（SCALP）」といいます。

頭皮は、頭蓋骨を護る皮膚である、

「Skin（皮膚）」

「Connective tissue（結合組織）」

「Aponeurosis（帽状腱膜《ぼうじょうけんまく》）」

「Loose connective tissue（ゆるい結合組織）」

「Pericranii（頭蓋骨膜）」

の5つの層から成り立っており、スカルプはこの頭文字からとった言葉です。

頭皮の構造は、体のほかの部分の皮膚とは大きく違います。

まず、多くの皮膚の下には筋肉が存在していますが、**頭頂部の皮膚の下には筋肉はありません。このため、頭皮は厚くて強いゴムのような硬さです。**

また、頭皮の中でも頭頂部はとくに硬く、動かそうとしてもなかなか動きません。これは、頭頂部の頭皮が帽状腱膜という膜にくっついてしまっているからです。

帽状腱膜はピンと張ったスジ状の膜で、この膜に付着している頭皮は、動きにくいうえに、血行が悪くなりやすいのです。

頭髪と体毛のしくみの違い

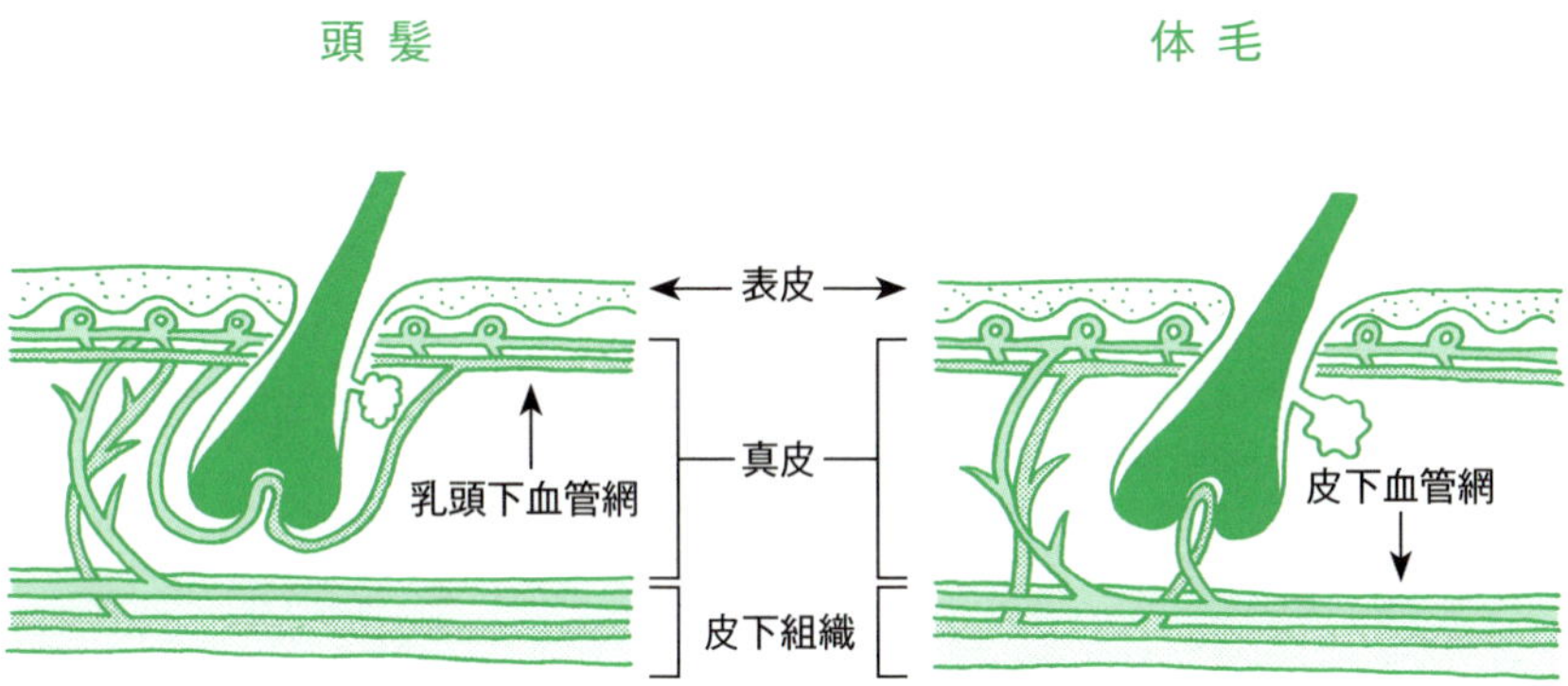

頭皮は毛の生え方も違う

さらに髪の毛は、体のほかの部分の毛と、その生え方が違うのです。

たとえば、腕や足の毛を見るとわかりますが、1つの毛穴から1本の毛しか生えていません。ところが**頭皮の場合は、「毛群」といって、1〜4本くらいの毛が1つの毛穴を共有して生えています**。

毛が育つためには、毛乳頭へ流れこむ毛細血管から栄養をもらう必要があります。この毛細血管が、多くの毛では皮膚の奥にある「皮下血管網」から供給されていますが、**頭髪の場合は皮膚の表面に近い「乳頭下血管網」から供給されています**。

これがどのような差になってあらわれるのかといいますと、**皮膚の表面に近いため、頭皮のトラブルの影響を受けやすい**のです。

たとえば、頭部が日焼けをして頭皮が刺激を受けると、毛細血管の血流が悪くなり、毛乳頭への栄養が供給されにくくなります。すると、抜け毛やフケが増えたり、髪の毛の色が変色したりします。

ちなみに、顔のヒゲや体毛は皮下血管網から栄養をもらっているので、日焼けによって薄くなることはありません。

頭皮は皮脂腺が発達している

また、**頭皮には脂を供給する皮脂腺が多く発達しています**。

とくに男性の場合、男性ホルモンの影響によって皮脂腺からの皮脂の分泌が増加するので、ベタつきが起こるようになってきます。

さらに、老化とともに中性脂肪のトリグリセリドという成分が多くなり、皮脂の粘りが増すようになってきます。

すると頭皮に付着している時間が長くなり、それだけ酸化しやすくなって、薄毛・脱毛などのトラブルに発展しやすくなってきます。

このように頭皮は、体の中からも外からも影響を受けやすいところです。そのことを念頭に置き、お手入れをすることが、薄毛・脱毛対策のカギなのです。

TOHATSU antiageing

育毛の決め手は健康で清潔な頭皮——よい頭皮は「うなはたけ」

では、健康な頭皮とはどのようなものかを考えていきたいと思います。

よく美肌の条件として、「う・な・は・た・け」という言葉がありますが、頭皮もこれに相当します。

「う」＝うるおい
「な」＝なめらかさ
「は」＝張り
「た」＝弾力
「け」＝血行（血色）

加えて、「ツヤ」と「清潔」も大切です。

「う」「な」に必要なのは汗と脂

「う・な・は・た・け」のうち、「うるおい」「なめらかさ」に必要なのは、汗と脂です。

健康な皮膚の水分量は16～20％といわれます。肌は、適度な汗と脂が混じって作られる皮脂膜によって乾燥から護られ、この水分量を保っています。

「張り」「弾力」「血行（血色）」には、真皮のコラーゲンやエラスチンなど、皮膚の内部組織が健康を保っていることが大事です。

そのためには紫外線にあたらないことや、組織に栄養を供給する血液の循環をよくすることが大切です。

このように、適度なうるおいとなめらかさ、張りと弾力があり、血行がよく、適度なツヤがあって、清潔な頭皮が、髪の毛に最適な頭皮といえるのです。

TOHATSU antiageing

頭皮の状態をセルフチェック！——あなたの頭皮は健康か？

では、あなたの頭皮の状態をチェックしてみましょう。次の項目にそって見ていきましょう。

硬い部分、つっぱりがないか？

頭頂部の真ん中から数センチほどの左右の頭皮に、人さし指から小指まで、両手の指先の頭の部分（指頭《しとう》＝ピアノの鍵盤をたたくときに、あたる部位。85ページ図参照）をぴったりとつけます。その状態で、真ん中に向かって頭皮を動かしてみてください（左ページ図参照）。

このとき適度な弾力が感じられ、ある程度動けば、とりあえず合格です。

一方、**さわってみて、硬い部分やつっぱりがあったら要注意**。手でこぶしを作って握ったときに、指関節の曲がり角を押すとすぐ下にある骨が感じられますが、頭皮の硬さとはこのような感じです。

硬い部分では、頭皮の血液の流れが遮断されていたり、紫外線などの影響でコラーゲン（膠《こう》原《げん》線維）やエラスチン（弾性線維）に変化が起こったり、乾燥が起こっていたり、乳酸などの老廃物がたまっていることが考えられます。

このような異常を感じるのは、頭頂部や額のM字の部分に多いようです。これを放置しておくと、薄毛が起こりやすくなるので、マッサージで頭皮をよく動かし、血のめぐりを活発にしてあげましょう。

頭皮の血液循環はどうか？

生え際やつむじなど、外から見えやすい頭皮を指で強く数秒間押し、指を離します。

このときすぐに赤っぽくなれば、血液循環はよく、頭皮は健康ですが、**白っぽい状態が長く続くようであれば、血液循環は悪化していると**考えられます。

頭皮チェックのやり方

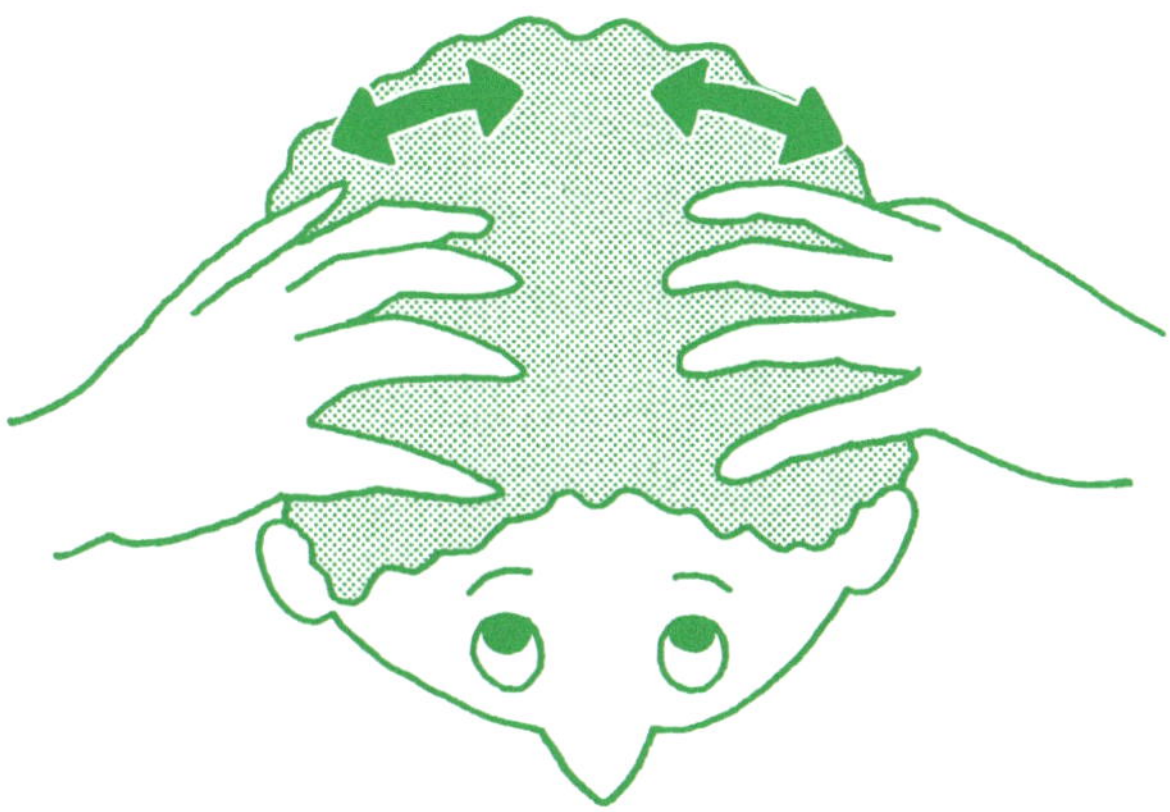

頭皮の色は白いか、褐色か？

普段の頭皮の色もチェックしましょう。外から見えやすい部分の頭皮は、通常は白い色です。これが褐色の場合は要注意です。

若くて健康な皮膚は代謝が活発なので、紫外線で褐色になっても、やがて元の白さに戻りますが、**皮膚の老化により分解の速度が衰えてくると褐色の状態が続きます。**頭皮がこのように紫外線のダメージを受けると、毛髪に栄養がいかなくなり、脱毛が促進されます。

フケが異常発生していないか？

フケは誰にでも発生します。頭皮が健康であれば、皮膚のターンオーバーの過程でフケが出るのは普通のことです。

しかし、フケが異常発生している場合、皮膚や皮脂腺の働きに異変が起こっている可能性があります。

とくに脂性のフケは、男性ホルモンの刺激過剰によって発生していることがあり、男性型脱毛症が進行している予兆かもしれません。

かゆみはないか?

通常のかゆみは、皮膚に分布する疼痛《とうつう》神経(痛覚神経)に、一定の強さの刺激が加わることで起こるとされています。

頭部の場合は、汗や皮脂などの分泌物、空気中のちりやほこりに含まれている細菌、微生物、花粉、シャンプーなどのヘアケア用品に含まれる界面活性剤などが刺激になります。

また、ホルモンのバランスがくずれたり、皮脂の分泌が多くなりすぎて微生物が異常に繁殖しやすくなったりすると、脂の酸化物が皮膚を刺激するようになります。

皮膚炎はないか?

化粧品・外用薬の刺激やアレルギーによって皮膚炎を起こすことがあります。頭皮に塗った化粧品の有効成分などで起きることもあります。

脂漏性皮膚炎は、ホルモンやビタミンの代謝異常などで皮脂の分泌が異常になるものです。さらに、皮膚が日光に過敏になって起こる日光皮膚炎もあります。

これらの兆候があった場合は、医療機関を受診することが大事です。

毛穴周辺の異常はないか?

左ページの写真をご覧ください。マイクロスコープで観察すると、健康な毛穴は余計なものがなく、スッキリときれいです。

毛穴に皮脂が詰まってベタついたり、光っていたり、逆に乾燥してカサカサしたり、ツヤがない状態は健康な頭皮とはいえません。

毛穴から皮脂のかたまりが出ていたり、毛幹の周りに皮脂がくっついているような場合も要注意です。

毛穴のいろいろ

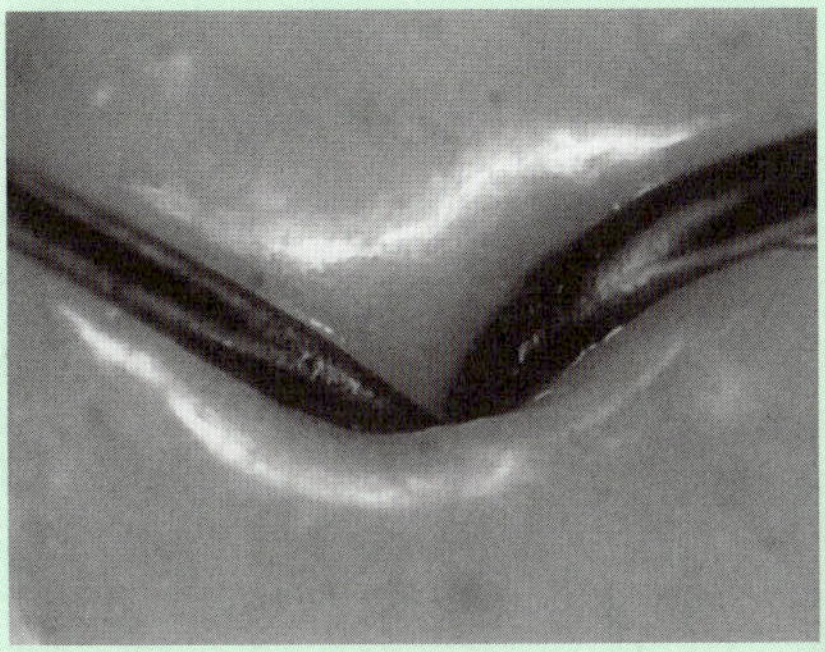

健康な毛穴

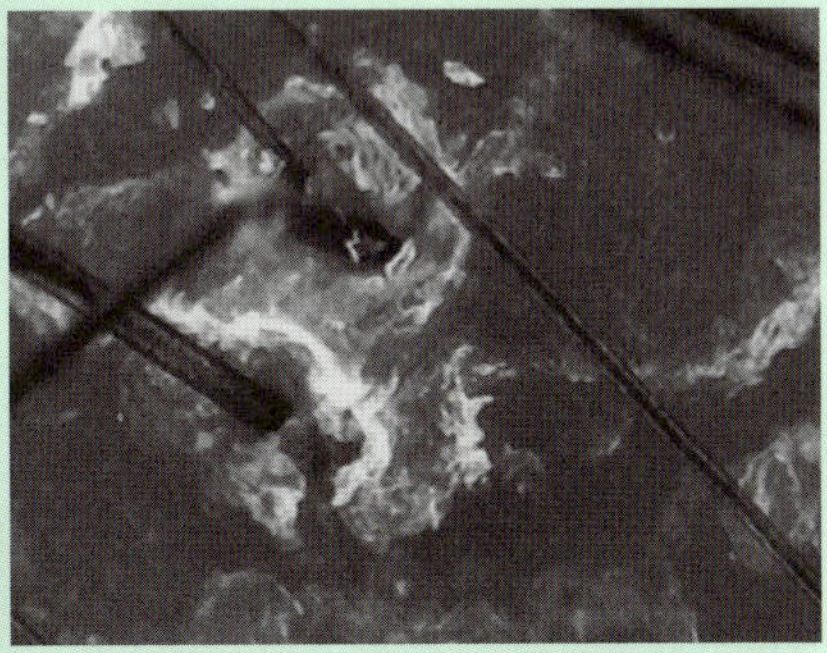

乾燥してカサカサしている毛穴

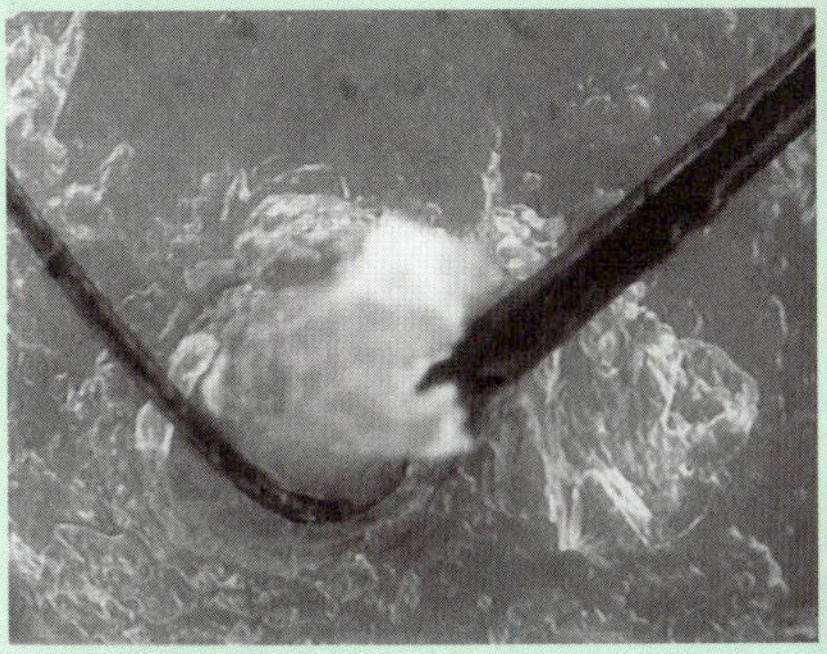

皮脂が詰まってベタついている毛穴

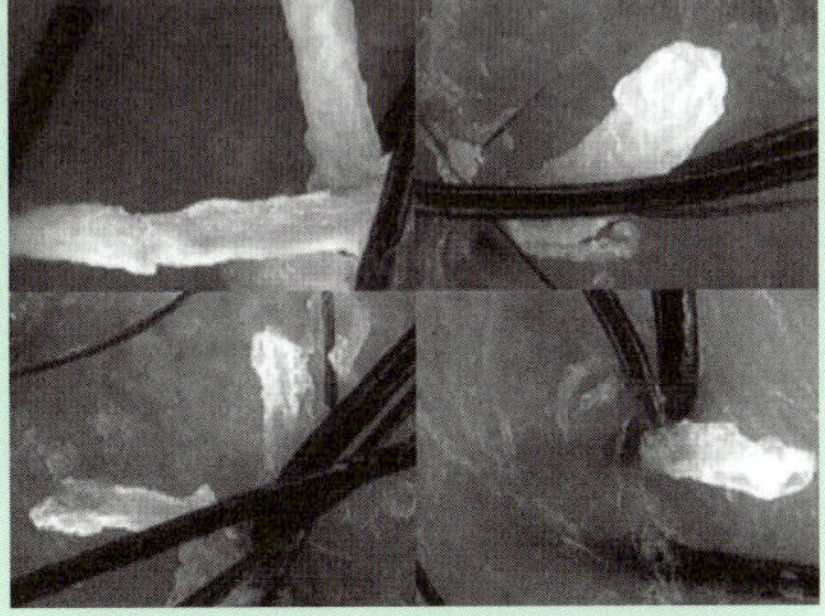

皮脂のかたまりが出てきている毛穴

TOHATSU antiageing

脱毛の本数をチェック！――排水口にネットを張って調べよう

抜けた毛の量や、抜け毛の毛根（脱毛根）の状態からも、頭皮の異常をチェックできます。

気になる方は、シャンプー前に風呂場の排水口に目の細かいネットを張って、抜け毛を集め、その本数と状態を調べてみましょう。

ただし、すでにご説明したように、毛は抜けないと生えてこないのであって、「毛が抜けた＝ハゲの兆候!?」と過剰に心配する必要はありません。

1日50～90本の脱毛なら正常

抜ける本数は、季節の変化や個人の体調、生活環境の変化などにより、多少の差異はあるものの、1日50～90本ぐらいであれば正常と考えて差し支えありません。


これが、200本も300本も抜けるような場合は、異常な脱毛です。

異常な脱毛がうかがえる場合でも、全体的に見て、毛根が正常で太い毛が抜けているようなら、あまり問題ありません。

一方、細く短くて毛先がとがっているものが多い場合は、ヘアサイクル（毛周期）が短縮していることがうかがえます。

異常な脱毛の可能性がある場合は、ルーペで毛根（脱毛根）の状態を観察してみましょう。その状態により、頭皮に異常が起きて抜けたものなのか、判別することができます。

TOHATSU antiageing

抜けた毛の毛根をチェック！ ――正常な脱毛か？ 異常なのか？

自分の抜け毛の毛根の状態をチェックしましょう。73ページの写真と合わせて、確認してみてください。

正常脱毛根（自然脱毛根）

ヘアサイクルにしたがった自然な脱毛の場合、毛根の形は棍棒《こんぼう》状やマッチの軸、あるいはつくしの頭のような形をしており、自然なふくらみと丸みを持っています。

成長期にある毛髪を無理に抜いて観察してみると、毛根部分が長くて大きく、皮膚組織の白い付着物が確認できることもあります。

いずれにしても、こうした脱毛根であれば、心配はいりません。

広汎性脱毛根

毛根の先に、シッポのような未角化の根鞘《こんしょう》がくっついています。円形脱毛症のような範囲の限られた脱毛に対し、広い範囲にパラパラと脱毛します。

フケなど頭皮の異常が原因したり、ホルモンのバランスがくずれたり、ビタミン、ミネラルなどの不足、血行不良などが起こったような場合に発生します。

過剰な皮脂が原因の脂漏性脱毛根と、乾燥が原因の粃糠性脱毛根があります。

精神的脱毛根

心理的ストレスが要因となって起こる脱毛で

は、毛根部の下端は丸みをおびているものの、ふくらみがない形、スリコギのような形、またまったくふくらみがなく、毛根部が萎縮して全体に細くとがっているものがあります。

円形脱毛症や全頭脱毛症の脱毛根

毛根部が全体に細く針のようにとがっていたり、根元に向かうにしたがって細く削った鉛筆のような形、感嘆符「！」のような形になっています。

中には、毛根がなく、繊維状に裂けて断毛状になっているものもあります。この場合は、頭皮に成長をやめた1〜2㎜くらいの毛が残っていることが多いです。

また、悪性の円形脱毛症や慢性の脱毛症の毛根は、毛根部に向かって萎縮をくり返し、太くなったり細くなったりしているのが特徴です。

抜去毛根

ブラッシングなどによって無理に引き抜かれたもので、毛根部に白い根鞘がくっついていたり、毛根が極度に引き伸ばされてバラバラになっていたり、カギ形に曲がっているものが見られます。

断毛

パーマの施術時に毛髪を引っ張りすぎたときや、パーマ液や縮毛矯正剤などの薬剤が大量に頭皮に付着した場合に、薬剤が毛穴に入りこみ、毛根部が炎症を起こすことがあります。その結果、毛根部や毛球上部で髪の毛が切れて抜けることがあります。

これが一般にいう断毛で、脱毛ではありません。毛母細胞の集まる毛球部が残っていれば、2〜3日で毛が伸びてきます。

なお、円形脱毛症やびまん性脱毛症などの場

脱毛根のいろいろ

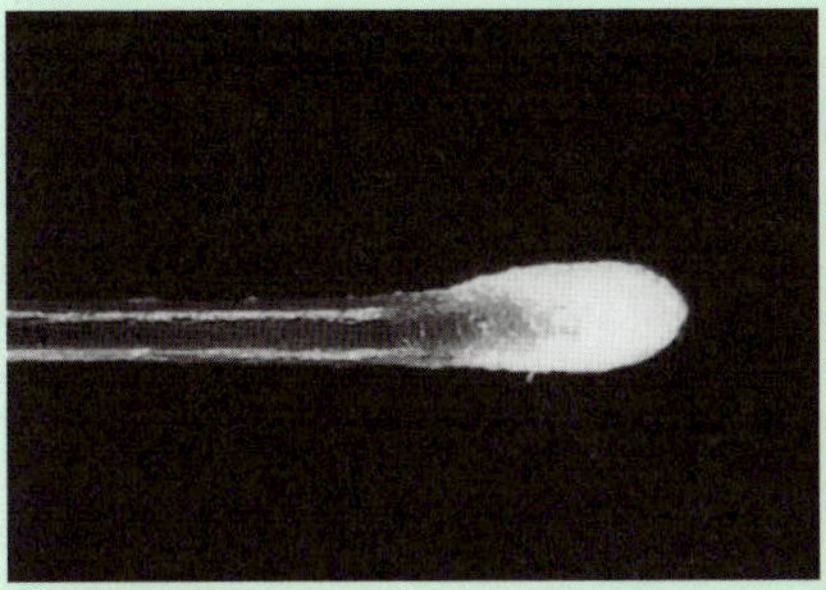
正常な脱毛根

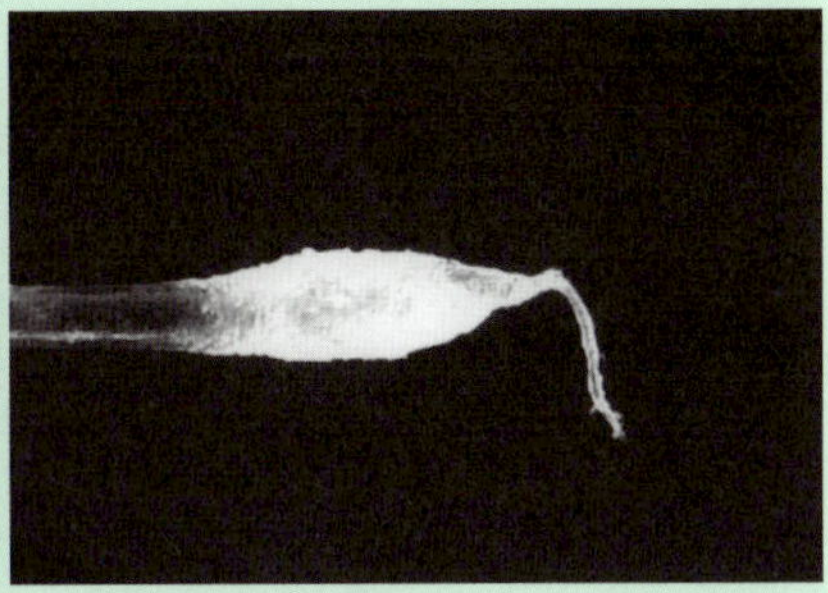
広汎性脱毛根（粃糠性）

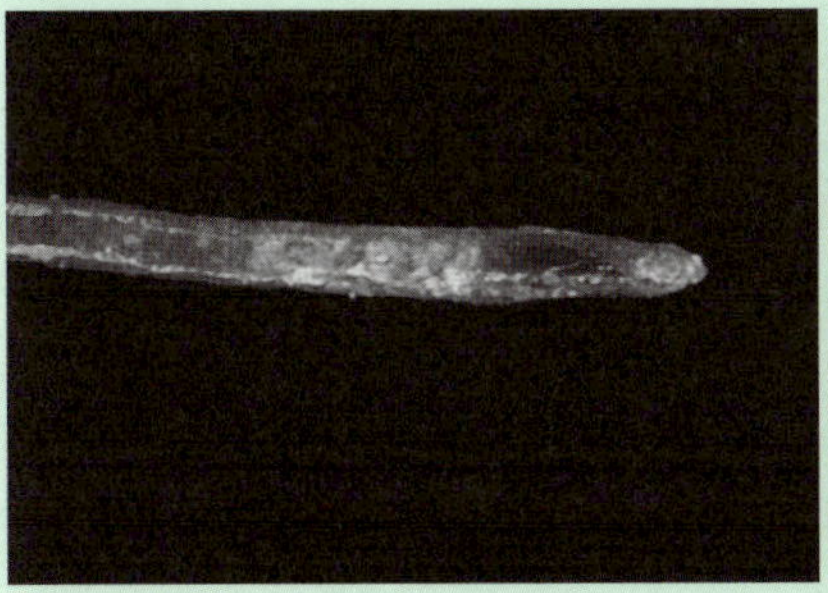
精神的脱毛根

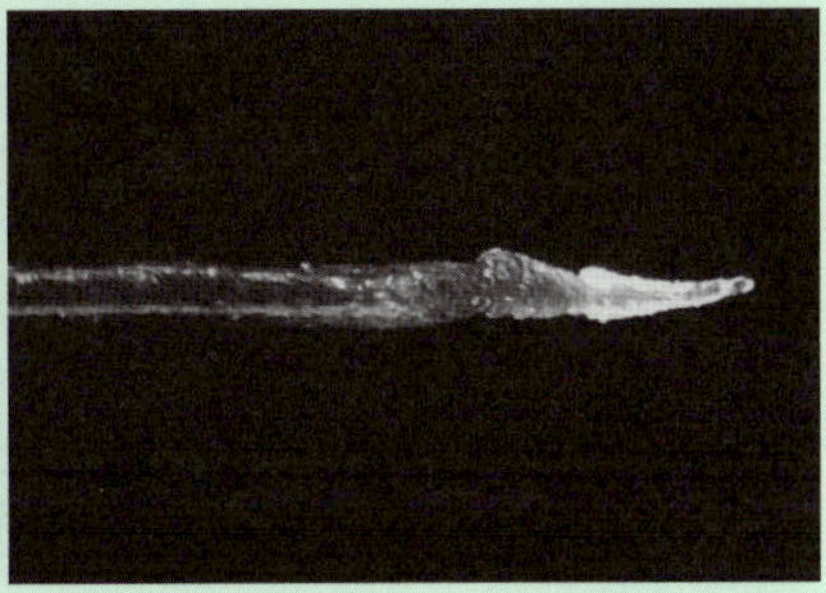
円形脱毛症の脱毛根

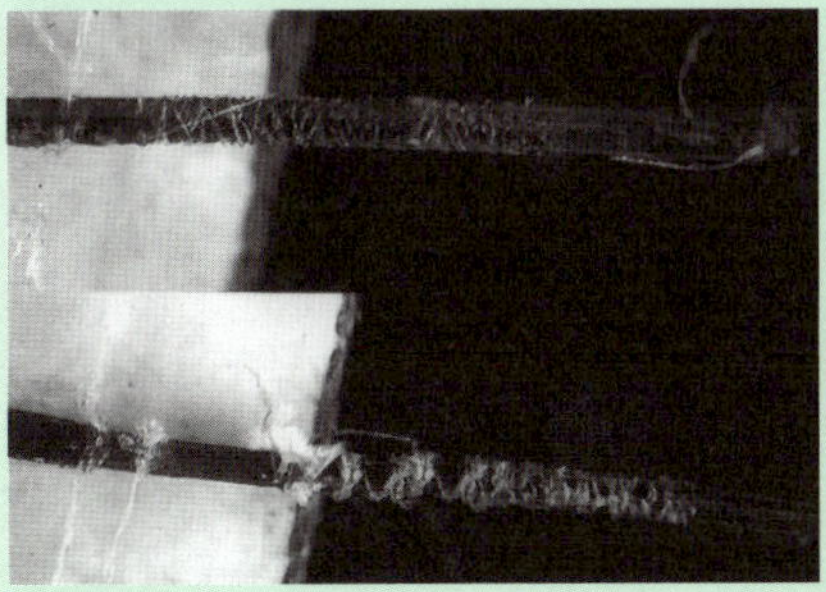
抜去毛根

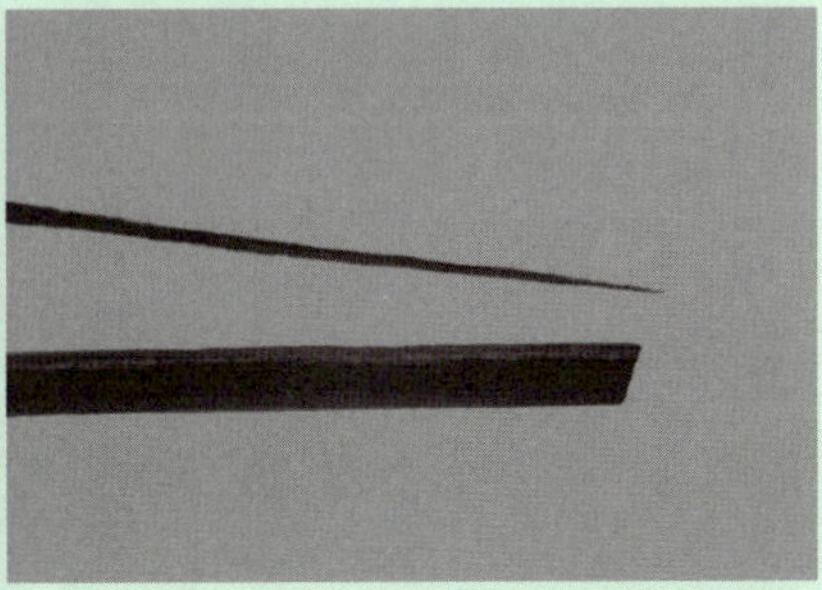
先尖毛（上）と切り口がわかる正常な脱毛根

合にも断毛が見られることがありますが、この場合はほかの毛といっしょに抜けることと、頭皮表面に近い毛根上部または頭皮から1〜2㎜くらい上のところから断毛するという特徴があります。

そして、残っている毛は成長がストップするため、短く生えとどまっています。

注意したいのは、脱毛症の兆候がある場合です。脱毛症が起こりはじめたときにパーマをしたために、結果的に脱毛の原因がパーマだと間違われるケースが非常に多いのです。

医師でも診断がつきにくいので、このようなことにならないためにも、異常を感じたら毛髪診断などを受けることが大切です。

先尖毛

短くて毛先が細い脱毛根のことです。

ヘアサイクルの寿命をまっとうして抜けた正常な脱毛根は、マイクロスコープで見ると、抜けるまでに何回かカットされているので、ハサミの切り口が確認できます。

一方、切り口が認められず、先端が細くとがっている場合は、ヘアサイクルが短くなって抜けた脱毛である場合が多く、危険信号です。

なお、脱毛根のチェックは、一般の方にはなかなか難しいかもしれません。そんなときは専門家に見てもらいましょう。

全理連（全国理容生活衛生同業組合連合会＝http://www.riyo.or.jp/）が認定する「全理連ヘアカウンセラー」がいる施設に問い合わせ、マイクロスコープによる毛髪診断を行なっているか相談してみるとよいでしょう。

TOHATSU antiageing

髪の毛の細さをチェック！——細くても生えている限りは大丈夫

髪が細くなるのも頭皮の異常

髪の毛が細くなることとは、頭皮の異常のサインであり、薄毛・脱毛の兆候でもあります。

日本人の髪の毛の太さは60〜90ミクロン（0・06〜0・09㎜）。太さや張り、丈夫さのピークは、男性の場合は20〜22歳頃で、これを過ぎると徐々に細くなっていきます。

男性ホルモンの影響や血行不良、ストレス、栄養状態、間違った手入れなどにより、太く硬い髪に成長しきれず、ばらばらの太さになったり、途中で切れたりすることが原因です。

髪の毛の太さが30％減り、40〜60ミクロン前後になってしまうと、外見的な髪の毛の量はピーク時の半分になります。太さが50％（2分の1）に減ると、毛量は4分の1になります（76ページ図参照）。

こうなると、地肌が透けて見える率が高くなります。

最終的に、髪の毛の太さが8分の1になると、耳たぶに生えているうぶ毛より細くなります。

一見すると毛がないように見えるのですが、マイクロスコープで見ると、毛が生えているのがわかります。

正しいヘアケアで細い毛を育てる

ここで大事なのは、この細く短い毛の扱いです。

髪の毛は、1つの毛穴から複数本、生えており、毛穴それ自体が大きいのです。ですから、

毛穴と髪の毛の太さの関係

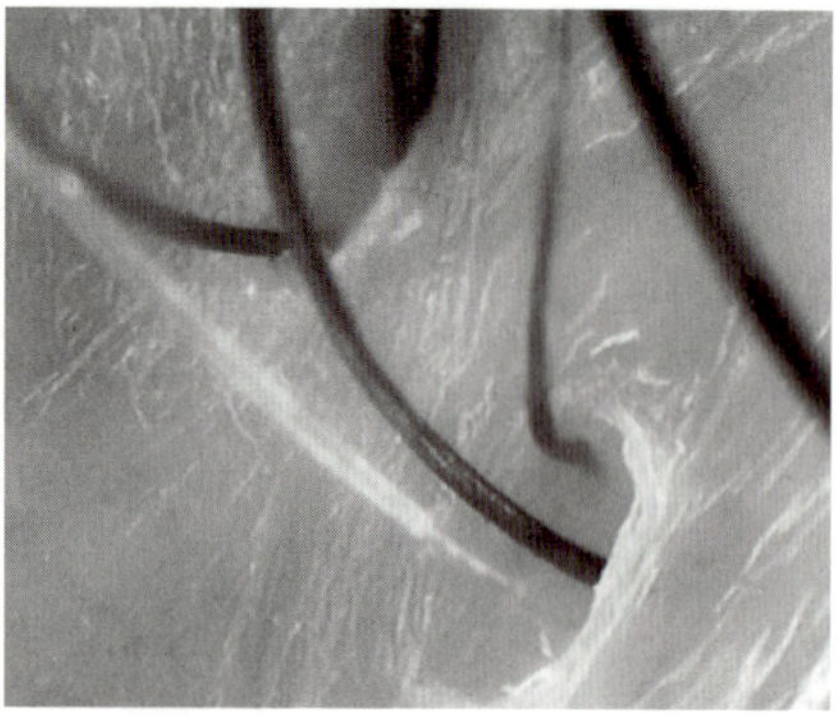

大きな毛穴から細い新生毛が出ている

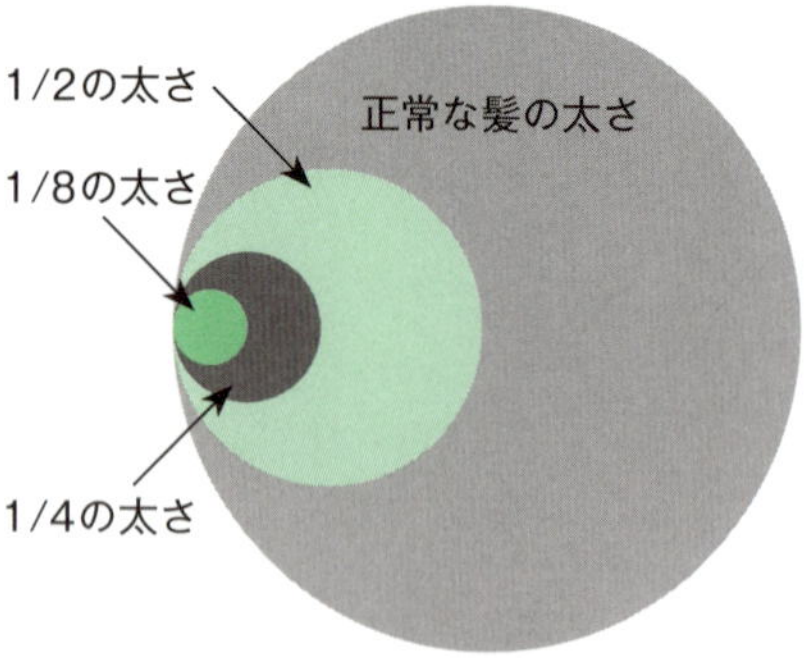

髪の太さが1/2になると、
毛量は1/4になる

新生毛の細く短い毛は、こすりや引っ張りにより抜けやすいのです。

実際、薄毛・脱毛で悩んでいる方は、間違ったシャンプー法により、生えてきたばかりの毛を、指でこすりとってしまっているケースが少なくありません。

また逆に、「毛が抜けては大変だ」と髪の毛や頭皮にさわることを恐れ、汚れをそのままにしておくと頭皮が荒れたり、髪が傷んだりして結果的に髪の毛が抜けやすくなります。

このようなことにならないためには、正しいヘアケア法を知ることが大事です。

次の章では、髪の毛を育て、脱毛を防ぐための正しいシャンプー法と頭皮のマッサージ法について紹介していきます。

第4章

育毛の基本・自宅できるマッサージシャンプー

TOHATSU antiageing

なぜマッサージシャンプーが必要なのか？ ——決め手は頭皮の血行

に男性では著しく硬さが増し、コペンハーゲンのピーターズ医師により、髪の薄い人の血流は「正常の人の2・6倍低い」ことが報告されています。

血行が悪いことが、ハゲを促進するのです。これを防ぐためには、**頭皮のマッサージを習慣化し、頭皮の血流をよくしてあげることが一番**です。

シャンプーという言葉の語源は、「チャンプー」というヒンディー語です。チャンプーは「髪を洗う」ではなく、「マッサージをする」という治療的な意味を持っているのです。

板羽式組み手頭皮マッサージ

そこで私は、薄毛・脱毛予防のために、シャ

頭皮の血行をよくする

薄毛・脱毛予防のためにもっとも大事なことは、頭皮を健康に保つこと。

そのためのポイントのひとつが、「シャンプー」です。**頭皮の汚れや皮脂を落とすことで、頭皮環境や血行がよくなり、毛髪も元気になってきます。**

もうひとつのポイントは、「マッサージ」です。頭皮は体で一番高い部分にあり、ほかの皮膚とは違って筋肉がないため、血液のめぐりが悪くなりやすい部位です。

とくに、ヒトの頭皮は、老化によって硬くなりやすいのです。頭皮は、男女とも20歳頃がもっともやわらかみがありますが、20歳以降、とく

ンプーとマッサージをセットにした「マッサージシャンプー（板羽式組み手頭皮マッサージ）」を考案しました。

マッサージシャンプーでは、生えてきたばかりの毛をこすらずに、やさしく洗うことも大切です。このため、髪の毛を大事に扱うという意味をこめて、「髪様シャンプー」とも呼んでいます。

ここでは基本のシャンプー、マッサージ法に加え、すでに薄毛や脱毛があらわれている人向けのプラスマッサージも紹介しています。

サロンでは1カ月に1回程度の割合で、私がこのマッサージを施行しますが、基本は毎日、皆さん自身が行なうセルフケアです。これを6カ月間続けることで、多くの方の薄毛がよくなりました。

ぜひ、読者の皆さんもこのマッサージシャンプーを習得して、丈夫な頭皮をキープしてほしいのです。

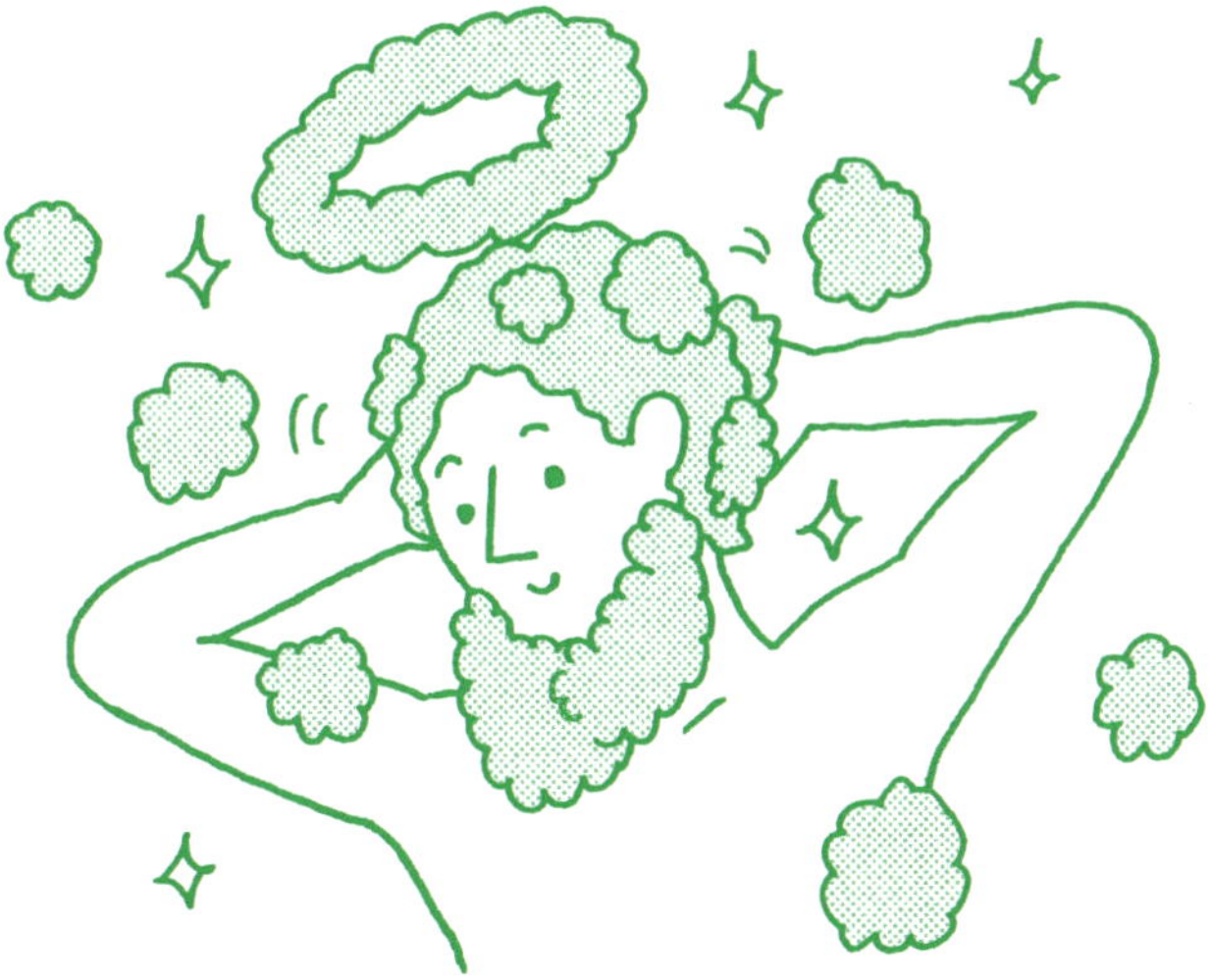

TOHATSU antiageing

正しいシャンプー回数とシャンプー量

回数は一般的に1~2日に1回

まず、正しいシャンプーの回数です。シャンプーの回数は多すぎても、少なすぎてもよくありません。

多すぎるシャンプーは頭皮への過度な刺激につながり、少ないと頭皮の汚れから脱毛が促進されます。ですから頻度は、一般的に1~2日に1回程度がすすめられます。

ただし、肌と同じように、頭皮のコンディションは人によって違います。乾燥肌で皮膚炎などがある場合は、洗いすぎると抜け毛が悪化することがあるため、2~3日に1回でよいでしょう。

一方、脂性肌であれば、毎日洗うべきです。

また、頭皮の状態は季節や体調、食事内容などによっても変化しますから、その都度、自分の頭皮の状態に合うペースで洗いましょう。

2度洗いが原則

次にシャンプーのやり方です。

脱毛予防のための髪様シャンプーでもありますから、「2度洗いが原則」です。

「洗いすぎはかえって抜け毛を促進するのでは？」と心配する方がいますが、そのようなことはありません。

あとで詳しく説明しますが、洗いすぎで問題になるのは指の使い方であり、シャンプー自体が直接の原因になるわけではないのです。

2度洗いの目的

1回目のシャンプーでは、脂などの汚れをしっかり落とすクレンジングが目的です。

頭皮が汚れていると、さまざまなばい菌も繁殖しやすいですし、そのために頭皮の代謝が悪化し、血流なども悪くなり、抜け毛を促進することになります。

シャンプー剤の量は、髪の長さや量、損傷程度によっても違いますが、５００円玉くらいが目安です。手のひらに取り、よく泡立てて、髪の汚れと頭皮の脂汚れを落とします。

2回目のシャンプーは、頭皮をマッサージする目的で行ないます。マッサージはシャンプー剤なしでもできますが、シャンプー剤を使ったほうが髪の指通りもなめらかですし、頭皮に過度な力がかかりません。

ですから、シャンプー剤の量は少なめでよく、1回目の半量ほど、１００円玉くらいを目安に手に取ります。マッサージの具体的な方法については、90ページを見てください。

マッサージを行なうと、育毛がうながされるだけでなく、頭や目がすっきりしたり、肩が軽くなったり、イライラが鎮まったりします。リラクセーションにもつながりますので、ぜひマスターしてください。

シャンプー剤の量

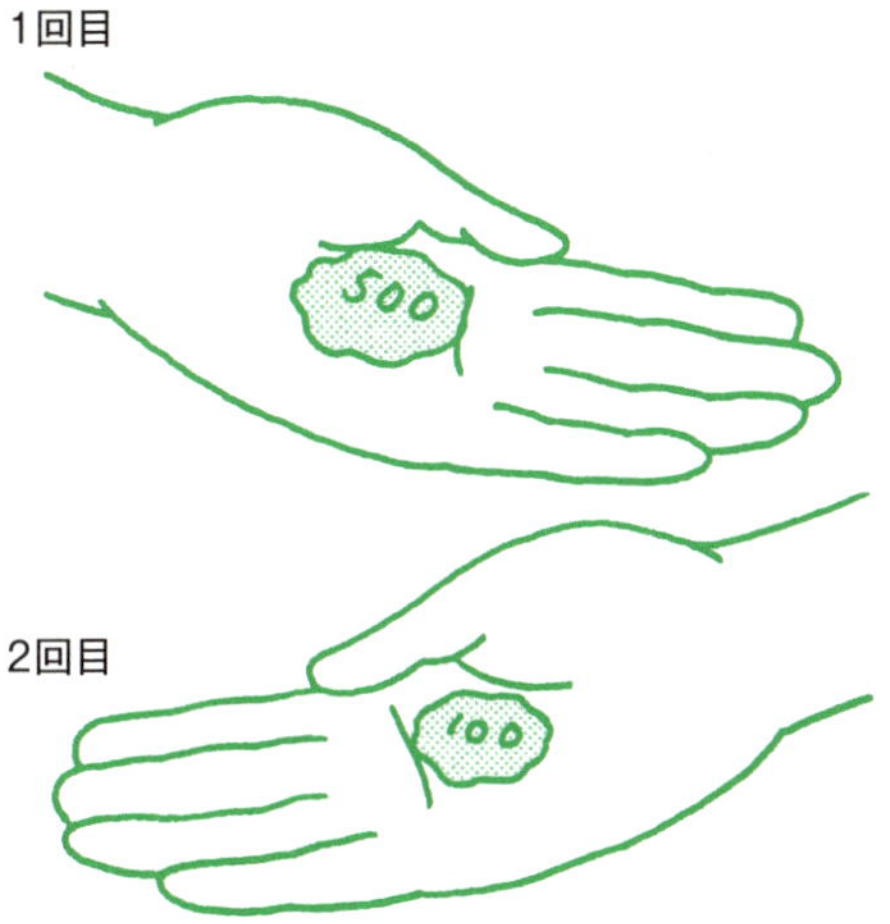

シャンプー剤・トリートメント剤の選び方

シャンプー剤は、台所用洗剤や洗濯洗剤などと違い、生きている人間の髪と頭皮を洗うものです。

「健康と美」を第一に選択し、人体や環境に対し無害であることはもちろん、風合いやコンディションを最良に保てるものでなければなりません。

シャンプー剤の選び方

シャンプー剤の種類はたくさんあります。

ペーハー（pH）値別では大きく、

・傷んだ髪、敏感肌用の酸性または弱酸性シャンプー
・普通の髪用の中性シャンプー
・落ちにくい汚れ用のアルカリ性シャンプー

の3つがあります。

頭皮の状態にもよりますが、**健康な髪や頭皮は、ペーハー値が4・5〜6・5の微酸性から弱酸性で、マッサージで使用する場合は酸性あるいは弱酸性シャンプーがいいでしょう。**

使い心地も重要です。

これは、界面活性剤の種類や保湿因子（NMF）、PPT（毛髪に必要なたんぱく質）、オイル分など配合成分によって違います。

使ってみた感覚で、好みのものを選んでください。その際、脱脂力が強すぎないものにしましょう。

また、抜け毛が始まっている場合は「育毛用」に開発された弱酸性、アミノ酸系のもので、育毛成分やフケ止め成分なども配合されているも

のを選ぶとよいでしょう。

リンス・トリートメント剤の選び方

リンスは「すすぐ」という意味で、お湯や水を用い、頭皮や頭髪に付着しているシャンプー剤や汚れなどをすすぎ流すことを「リンシング」

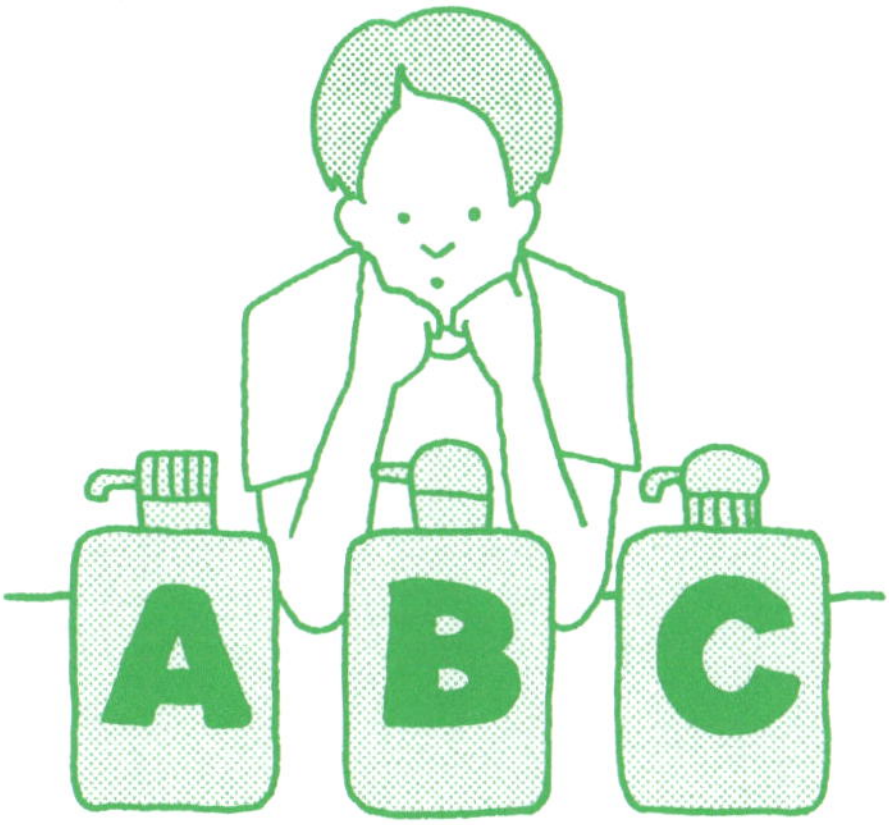

といいます。

トリートメントは「処理ならびに手当て」の意味を含んでいます。

リンスやトリートメントの役割には

・頭髪をしなやかにし、しっとりとさせる
・頭髪のくし通りをよくし、整えやすくする
・頭髪を保護する
・頭髪に自然なツヤや光沢を与える

などがあります。

主成分はカチオン（陽イオン）界面活性剤というもので、リンス剤よりもトリートメント剤のほうが有効成分が濃く、乳化粒子が細かく、頭髪内部に浸透しやすくなっています。

育毛のためには、どちらも毛先の部分に重点的に塗布し、フケが多い場合以外はなるべく頭皮にはつけないようにすることが大事です。

これは、根元からつけるとハリ・コシが失われることと、殺菌成分により頭皮を傷めないようにするためです。

TOHATSU antiageing

洗髪でなく洗頭、指腹ではなく指頭で

爪の先でゴシゴシはNG

シャンプーのとき、爪の先や指の腹でシャカシャカ、ゴシゴシと、強く洗っている方は少なくないのではないでしょうか？

じつは、これが抜け毛の原因になっていることが多いのです。

ヘアサイクルで成長期に入った毛は、毛先がとがった、非常に細い状態で生えてきます。生え始めは、腕の毛よりも細いほどです。

腕の毛はかなり手荒にこすっても抜けないのに対し、新しく生えてきた毛髪はゴシゴシ洗うと抜けてしまいます。

これは、髪の毛の毛穴が腕の毛穴よりもずっと大きいという理由からです。

また、毛穴には皮脂が充満しており、ちょっとした力でも簡単に抜けてしまう性質があります。とくに、指の腹（指腹《しふく》）で頭皮をこすると、新生毛を引き抜いてしまうことがあります。

さらに、爪の先でこすることで頭皮が傷つき、ダメージを受けてしまいます。

やさしく簡単に、もNG

一方、「髪が抜けるのが嫌だから」と、やさしく軽く簡単に髪の毛を洗っている方もいますが、これも間違った洗い方をしている可能性があります。

というのも、力が強くても弱くても、指腹で頭皮をこすると、細い髪や新生毛が引き抜かれやすくなるからです。

しかも、頭皮の皮脂がシャンプーで取り除かれず、すすぎ残しも起こしやすいので、かえって抜け毛を増やしてしまいます。

指頭で頭皮を洗う

正しい洗い方は、爪の先や指の腹ではなく、指頭《しとう》を使います。

そして、**髪の毛を洗うのではなく、「頭皮を洗う」**という意識で、やさしく頭皮をマッサージし、ほぐしていきましょう。

とはいえ、「指頭を使う」といっても力加減が難しいので、私は髪様シャンプーでマッサージを指導するときは、90~93ページの「手形」と「組み手」を覚えていただき、これを使って洗ってもらいます。

これなら頭皮に過度な力を加えずに力加減ができ、新生毛を引き抜く心配もありません。

シャンプーやマッサージを改善すれば、すぐに髪が生えるというわけではありませんが、最良の頭皮環境を作ることができ、すべての育毛の土台となり、健やかな髪を育てるもとになります。

皆さんにはぜひ、正しい方法を習得してほしいものです。

ココが指頭

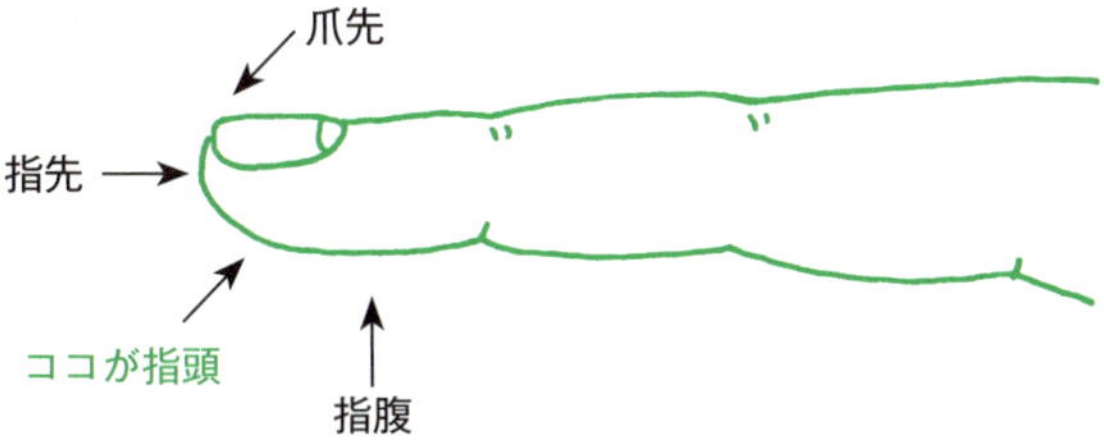

TOHATSU antiageing

毛穴の皮脂や汚れを除去するプレトリートメント

アブラはアブラで落とす

シャンプーをすれば、髪と頭皮の表面の皮脂や汚れを洗い落とすことはできますが、毛穴に詰まった汚れまではなかなかきれいに落とせません。

そこで、おすすめしたいのがシャンプー前の「プレトリートメント（クレンジング）」です。

クレンジングでは、ホホバオイルや肌に使うクレンジングオイルなど、水に溶けやすいオイルを使います。これを手に取って頭皮にぬり、軽くマッサージをします。

「脂分の多いところに、なぜ油をぬるの？」と思われるかもしれません。

じつは、「脂と油は混ざりやすい」という特性があるのです。このため、オイルをぬると皮脂や汚れがくっつき、これをシャンプーとともに洗ってお湯で流せば、皮脂と汚れは取り除けます。

「アブラ（脂）はアブラ（油）で落とす」といわれるのは、このことなのです。

クレンジングオイルを頭皮につけ、皮脂とよくなじませて、水またはお湯で流します。クレンジングオイルが白く乳化して、皮脂や汚れがいっしょに落ちていきます。

毛穴に詰まった脂をほうっておくと、皮脂が酸化して頭皮に悪影響を与えるばかりか、育毛剤の成分が浸透しません。

皮脂分泌の程度に合わせて、毎回または週に2～3回行なうようにしましょう。

プレトリートメントの方法

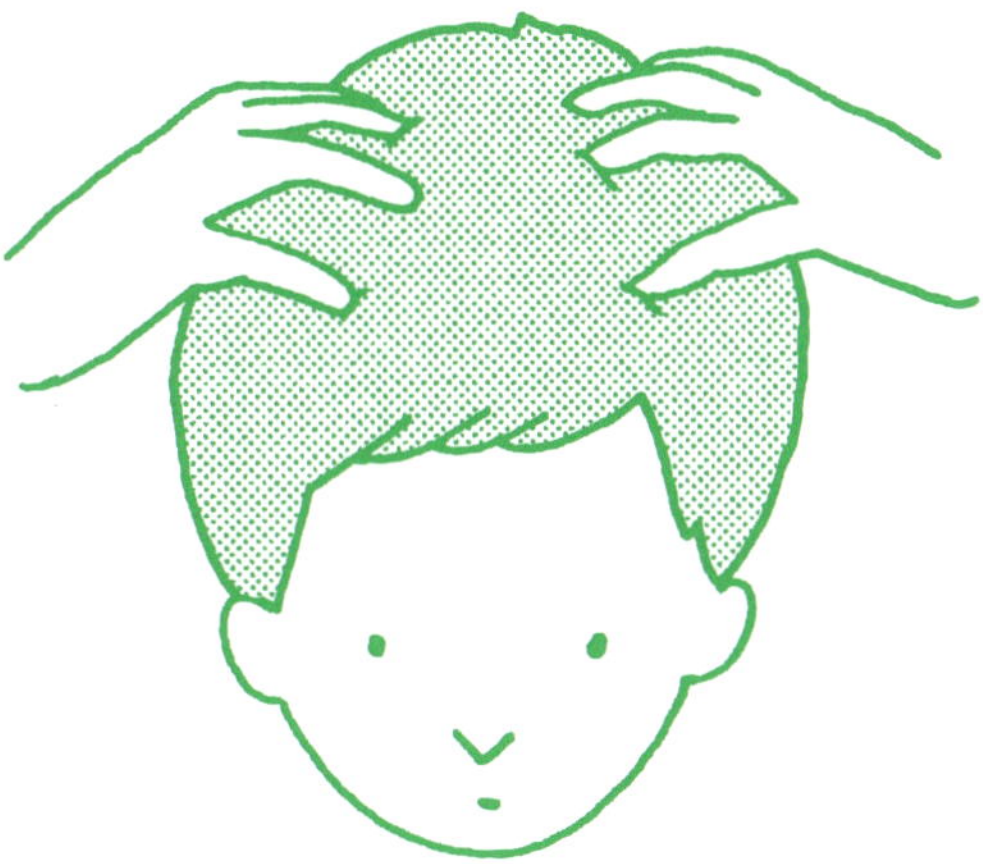

1

オイルを手のひらに取り、頭皮にぬります。

2

髪の毛を蒸しタオルかシャワーキャップで包み、体温でオイルが温まって皮脂を溶かし出すまで、このまま10分おきます。

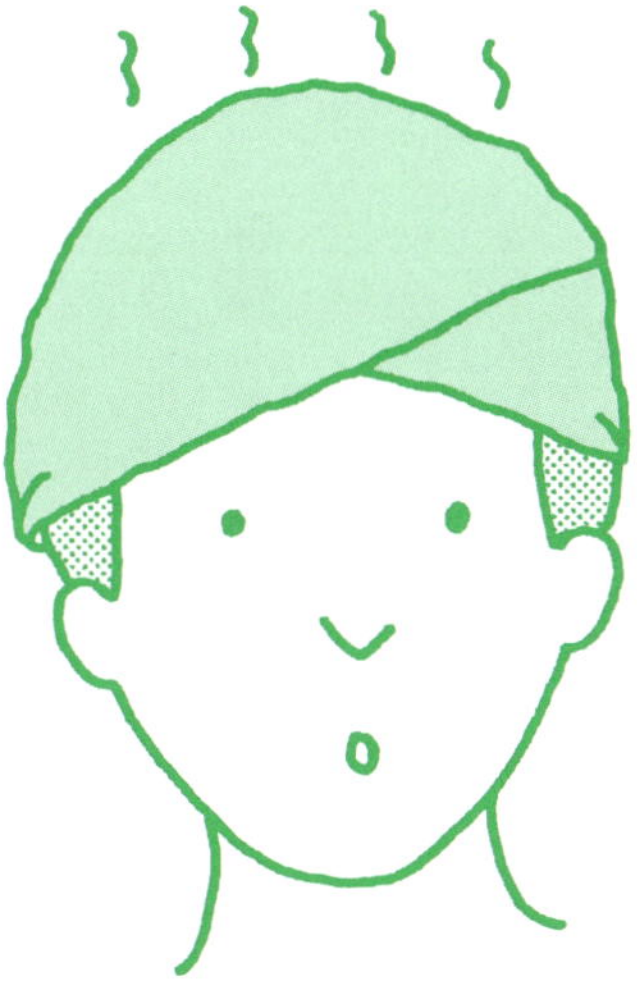

TOHATSU antiageing

マッサージシャンプーの基本の流れ

では、マッサージシャンプーの方法について、大まかな流れを説明していきましょう。

①髪のもつれをとく

髪は、ぬれるとからまりやすくなります。
髪が長い場合は、目の粗いブラシやくしなどで毛先をとかし、中間から筋道をつけ、最後に根元から全体をとかします。
髪が短い場合は、手ぐしで全体をとかします。

②髪と地肌を十分にぬらす

40℃前後のぬるま湯で、髪と頭皮を素洗いします。これにより、汚れが落ちて、シャンプー剤の泡立ちがよくなるとともに、まんべんなく洗うことができます。

皮脂が少ない場合は、③のプロセスにすすみます。皮脂が多い場合は、86ページのように、先にホホバオイルなどでプレトリートメントを行ないます。

③1回目のシャンプー

500円玉ぐらいの量のシャンプー剤を手のひらに取って伸ばしてから、髪全体につけて軽く洗います。

1回目のシャンプーは、頭皮についた油性の汚れのクレンジングが目的です。この場合は、**指の腹で軽くマッサージし**、空気を取りこみながら泡立てます。

全体に泡立ったら、よくすすぎ流します。

④2回目のシャンプー

最初の量の半分くらい（１００円玉ぐらい）のシャンプー剤を軽く泡立てます。

指頭で頭皮をしっかりとらえて、髪が引きつらないようにゆっくりとした動きで、頭皮を揺り動かすマッサージを主体に洗います。

⑤十分にすすぐ

シャンプー剤が残らないように、髪に残った泡を軽く手で落としてからすすぎます。耳の後ろからえり足、耳の上あたりの頭まわり、生え際が残りやすいので、念入りにすすぎます。

すすぎが悪いと、フケ・かゆみの原因になったり抜け毛が増えることがありますので、しっかり頭皮を洗い流します。耳の後ろやえり足の部分なども、きちんとすすぎましょう。

⑥リンス・トリートメントを行なう

髪の損傷状態に応じて、リンス剤またはトリートメント剤を使用します。

このとき注意することは、毛先を中心に髪の毛のみにつけること。つけたら蒸しタオルで頭全体を包み、数分そのままにして浸透をうながしてからすすぎ流します。

⑦洗髪後のケアをする

蒸しタオルで髪の毛を包んで水分をふき取ってから、乾いたタオルを頭にかぶって、その上から頭皮を軽くもみ、水分をふき取ります。タオルで頭皮をゴシゴシするのは禁物です。

その後、育毛剤や発毛剤、トニックなどをつけ、頭部のツボを刺激したり、マッサージを行ないます。

必要があれば、ドライヤーで乾かして、終了です。

TOHATSU antiageing

マッサージの基本——3つの手形と3つの組み手

もっとも重要な「マッサージシャンプー」の具体的な方法を紹介していきます。
まず覚えていただきたい、3つの「手形」と3つの「組み手」をご紹介しましょう。

ヒトデの手形

指を開いてヒトデの形を作ります。すべての指の指頭を頭皮にぴったりとつけて、頭皮を動かしたり、もんだりする場合に使います。

片手で行なう場合と、両手で行なう場合があります。

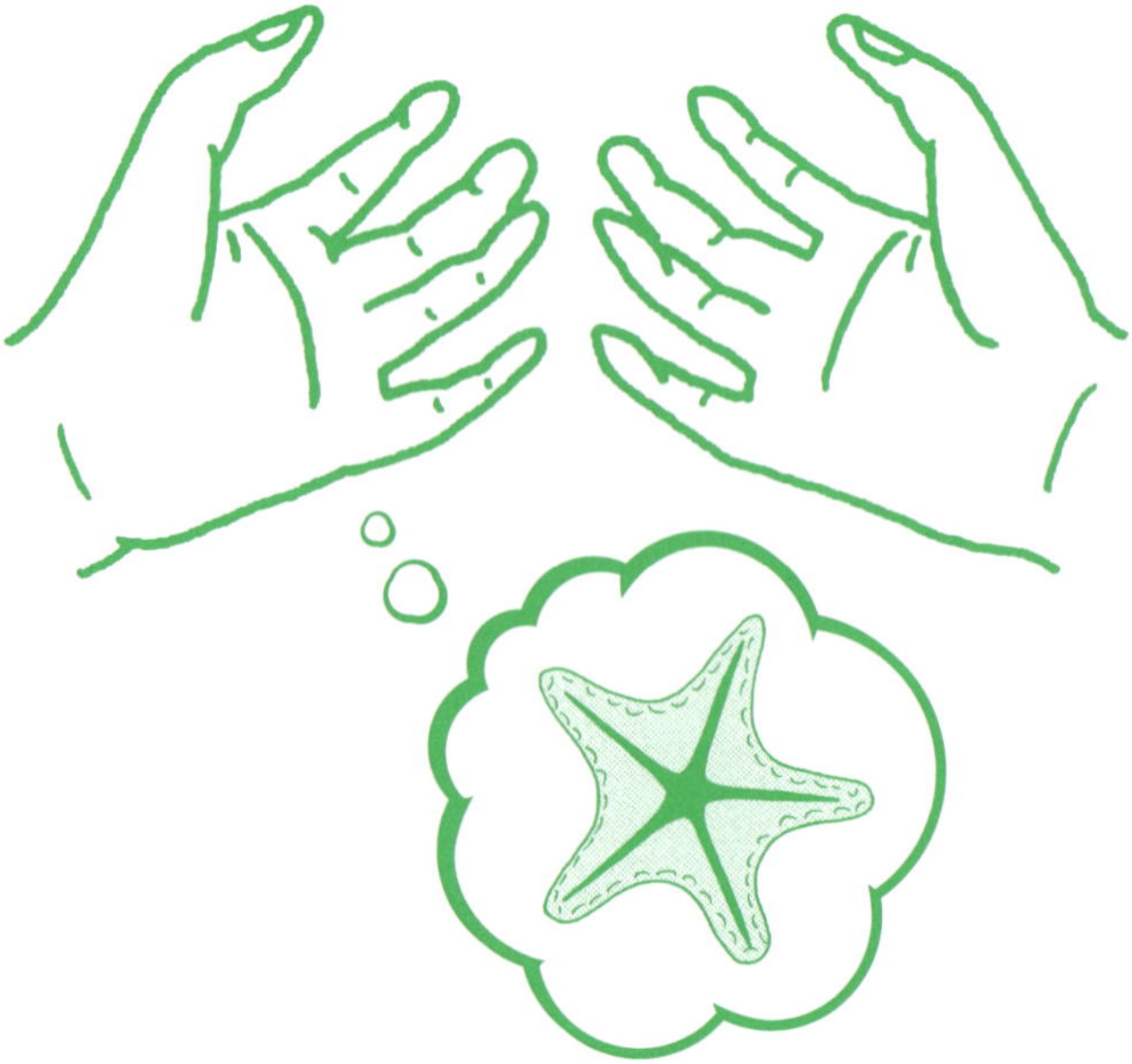

イカの手形

親指で小指を押さえ、人さし指、中指、薬指の３本でじゃんけんのチョキのような形を作ります。力が入りやすい親指と、逆に力が入りにくい小指を使わないことで、３本の指に均等に力を入れることができます。額の生え際などを圧迫したり、回転してもむのに適しています。

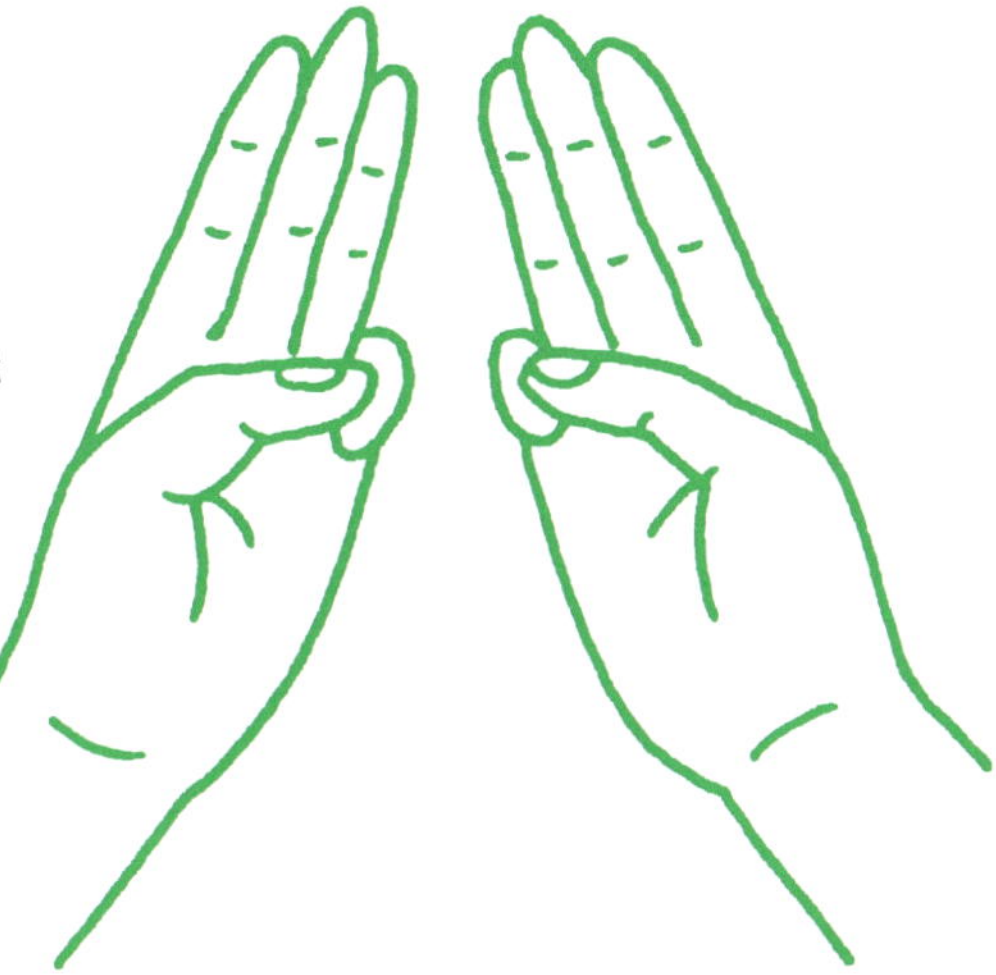

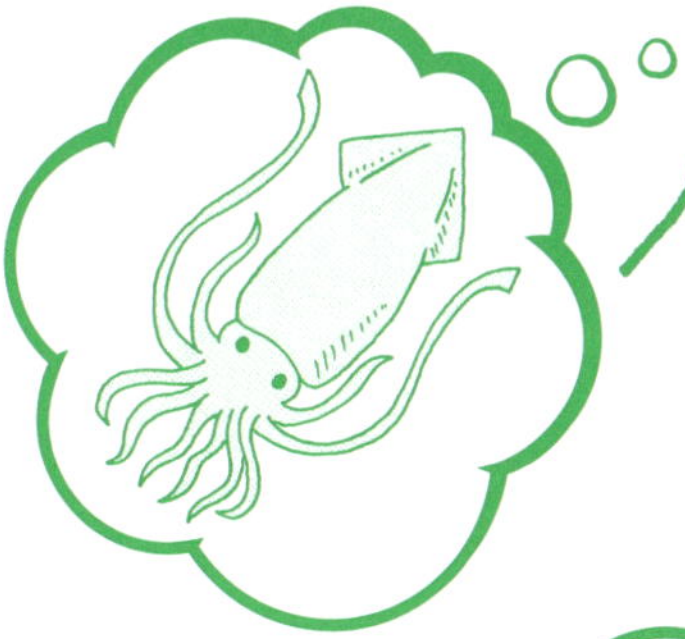

サザエの手形

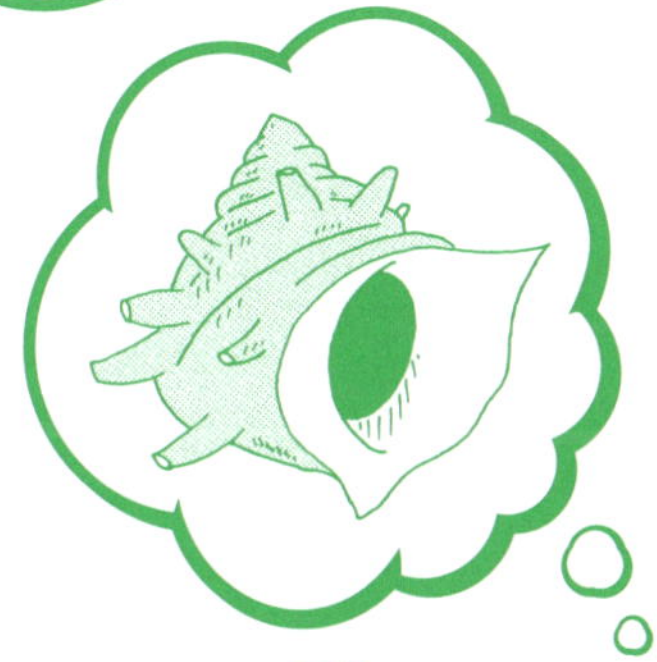

まず、じゃんけんの「グー」の形を作ります。そのまま手のひらを自分に向けて、親指の第１関節をしっかり立てます。
太い親指の関節は、１カ所に安定した力を加えることができるので、ツボを刺激するときに使います。

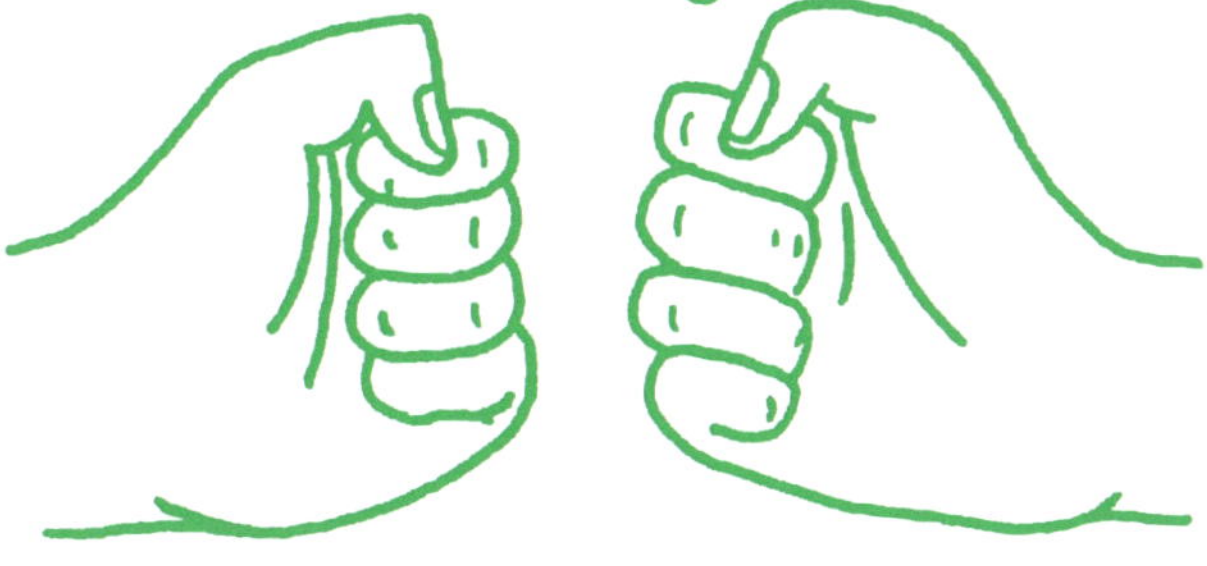

カニの組み手

手のひらを手前に向けて、両手の親指と人さし指を重ね、カニのように組み合わせます。どちらが上になってもかまいません。

カニの組み手では、重ねた親指と人さし指を使って、マッサージをおもに行ないます。親指と人さし指を重ねることで、頭皮を動かすことができるようになり、左右に均等な力が入ります。

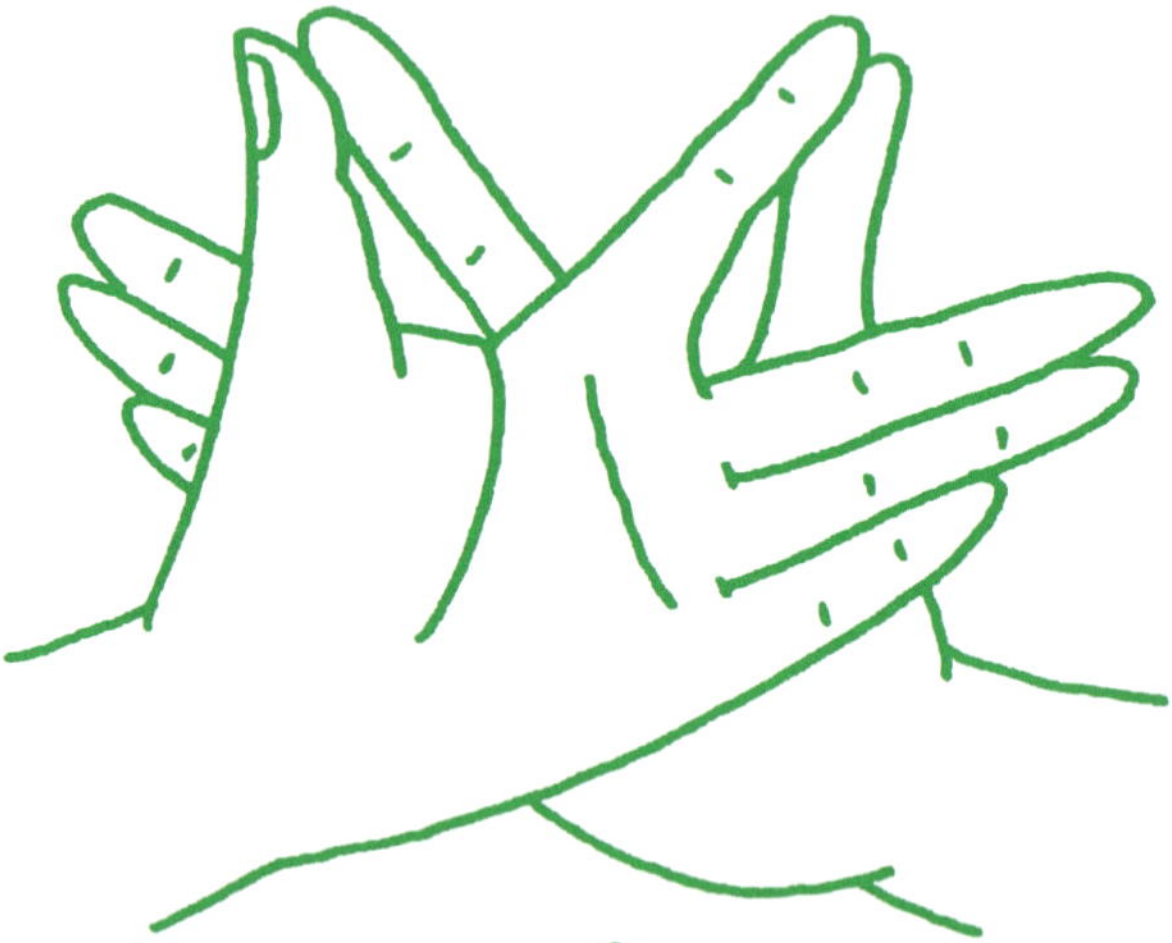

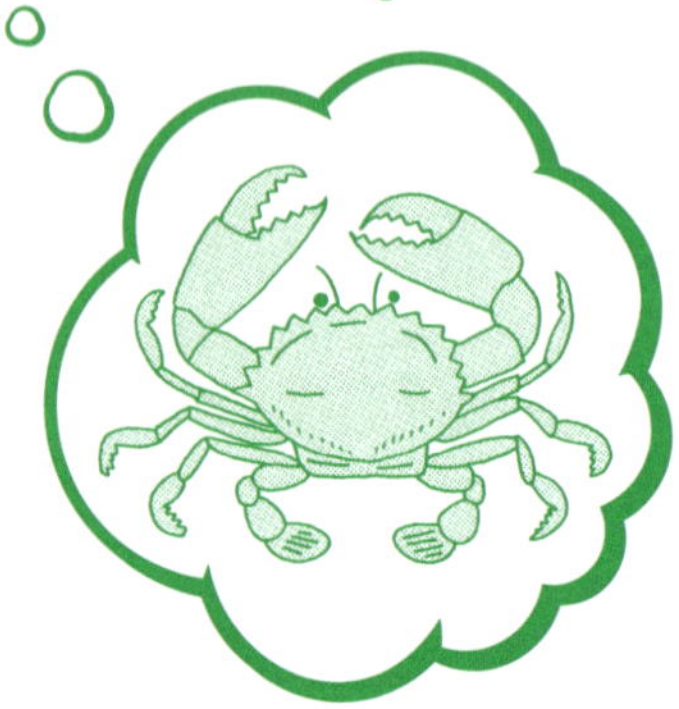

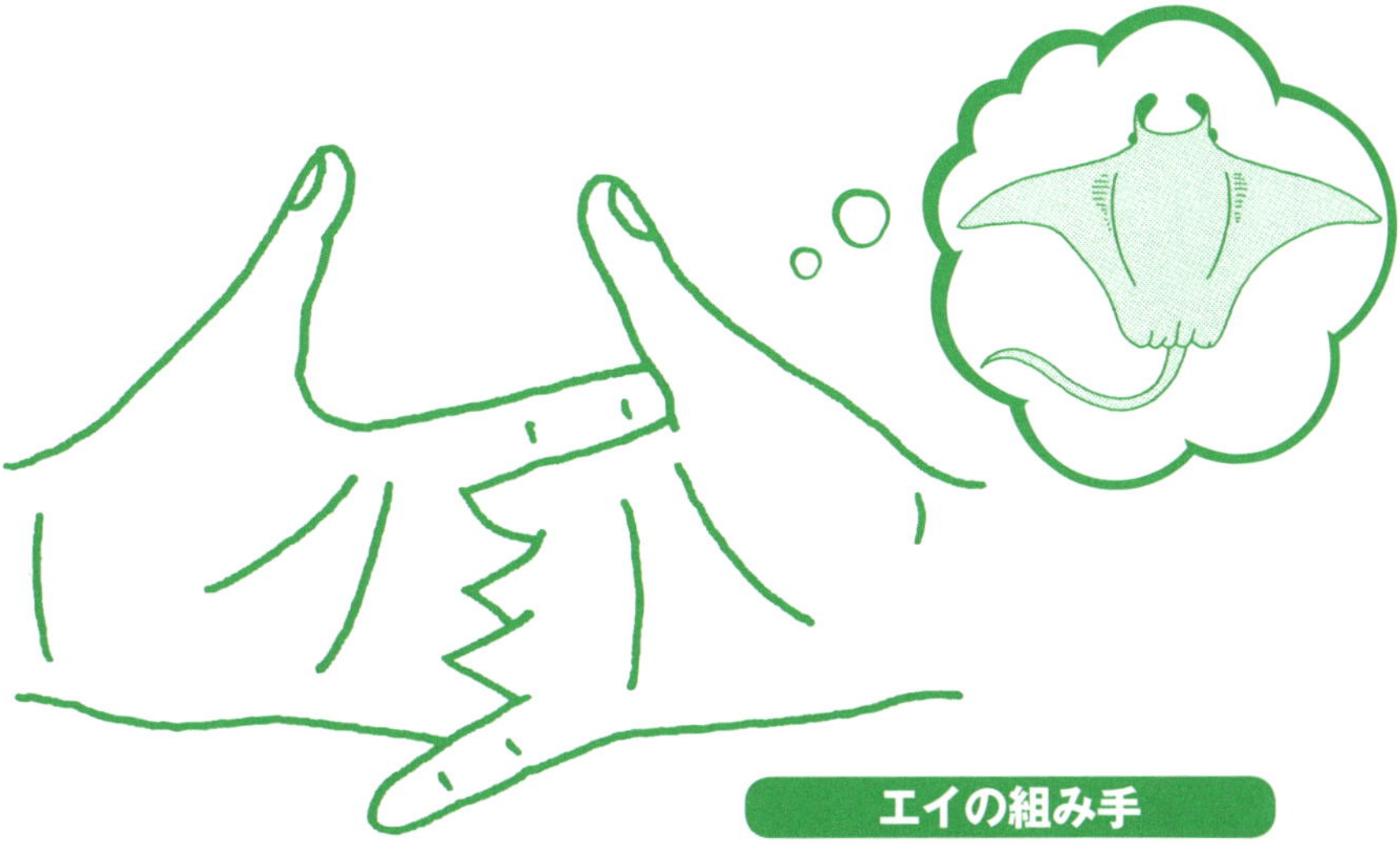

エイの組み手

手のひらを内側に向けて、左右の指を外側で組みます。指を組んだまま、手のひらを開き、親指を立てます。

エイの組み手では、手のひらを頭皮に密着させて圧迫したり、頭皮を引き寄せて動かすほか、立てた親指でツボを強めに刺激することができます。

イソギンチャクの組み手

両手の指先が手のひら側にくるように、指を組み合わせます。

まず手の甲を内側に向けて指を組み、指先を自分に向けるようにして手を返します。手のひらを自分に向けて左右の指を組んでも、同様にイソギンチャクの組み手ができます。

イソギンチャクの組み手では、自由に動かせる指頭で頭皮をとらえ、小刻みに動かすことができます。

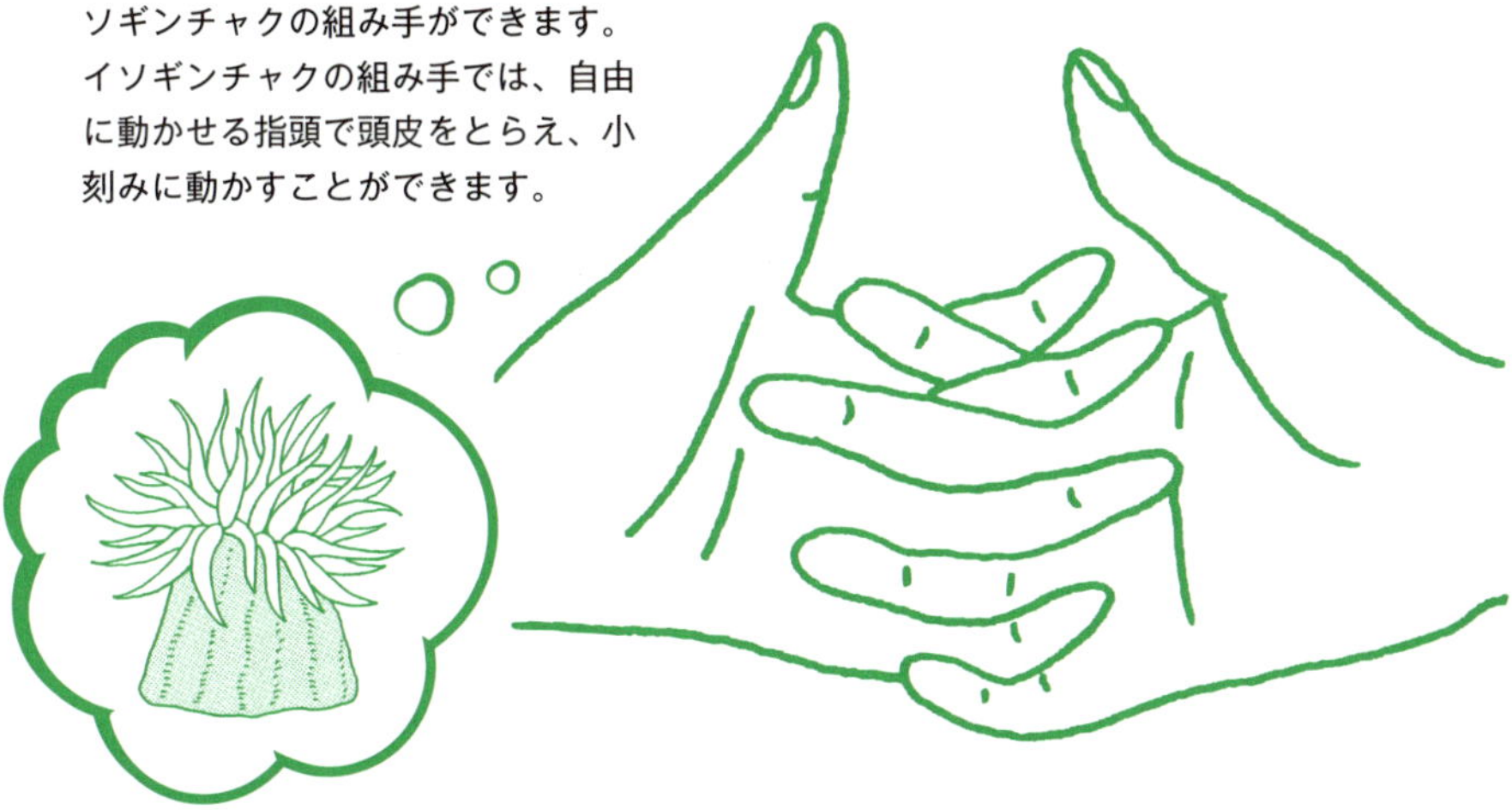

TOHATSU antiageing

基本のマッサージシャンプーのやり方

では、2回目に行なうマッサージシャンプーのやり方を説明していきます。

まず、絶対にゴシゴシこすらないこと。そして、全体のマッサージを軽く行なってから、このマッサージを始めてください。

基本の手形は「ヒトデ」です。とくに頭の上段部（野球帽をかぶったときに帽子で隠れる部位）は、頭皮にしっかりと指頭を密着させて、頭皮全体を動かすようにしましょう。

マッサージシャンプーは1日の中でいつ行なってもかまいませんが、ゆったりできる時間を選びましょう。

またマッサージは、シャンプー時だけでなく、日中、時間のあるときにくり返しやっていただくと、より効果が期待できます。

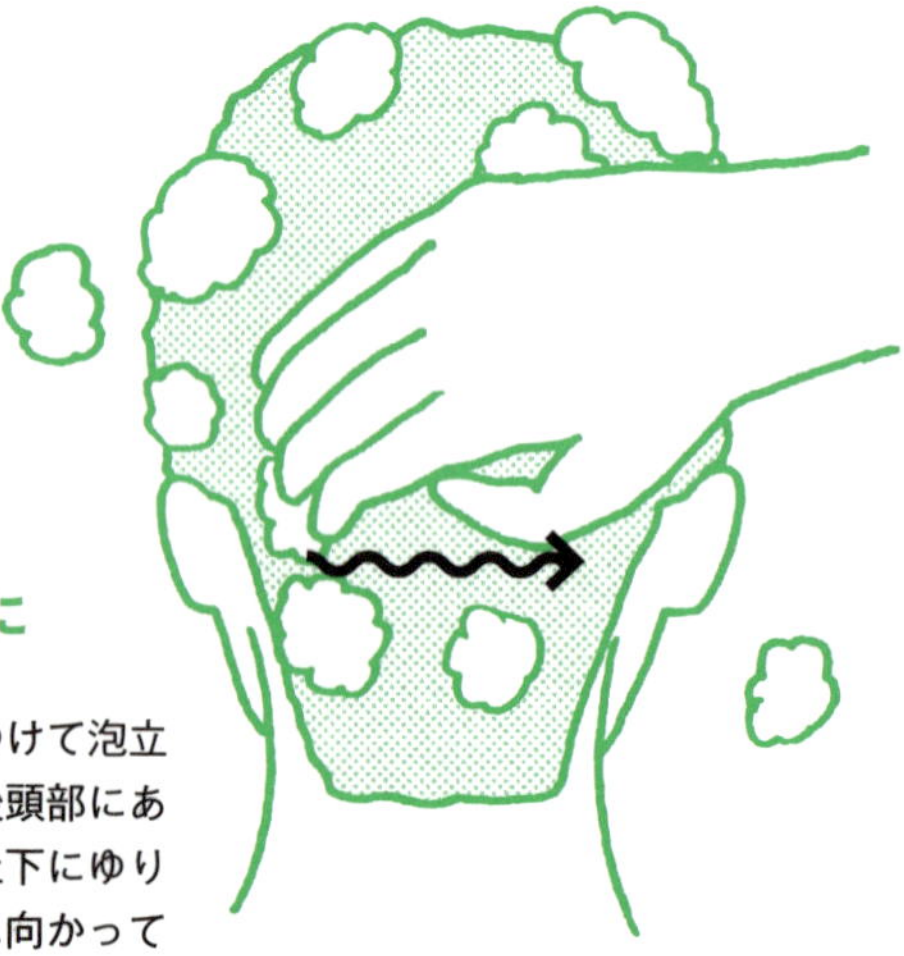

1 後頭下部を上下左右に

ヒトデ

シャンプー剤を髪全体につけて泡立て、ヒトデの手形を左側後頭部にあてます。指頭を小刻みに上下にゆり動かしながら、右後頭部に向かってマッサージします。なお、①〜④までは頭頂部に新鮮な血液を送りこむことが目的です。

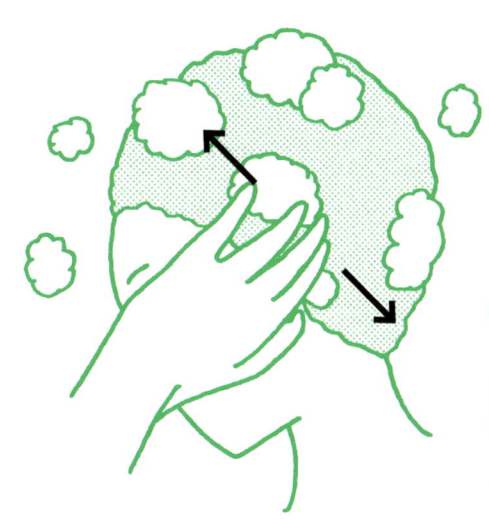

2

耳の後ろを上下に

ヒトデ

ヒトデの手形で、両手の指頭を耳の後ろにあて、頭皮を上下に軽くマッサージします。

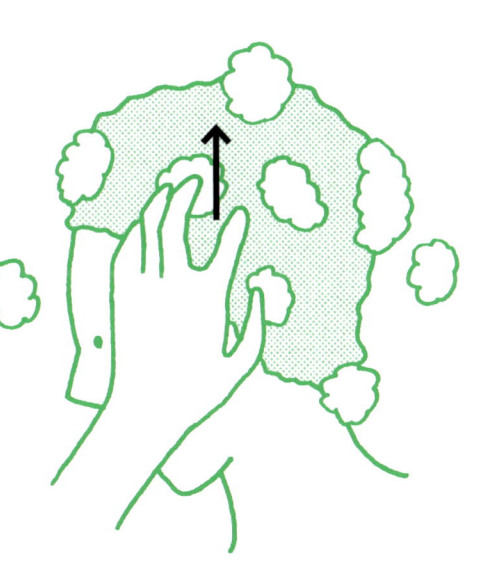

3

耳を包むように

ヒトデ

ヒトデの手形で、両方の耳を包むように指頭をあて、頭皮を押し上げるような気持ちでマッサージします。

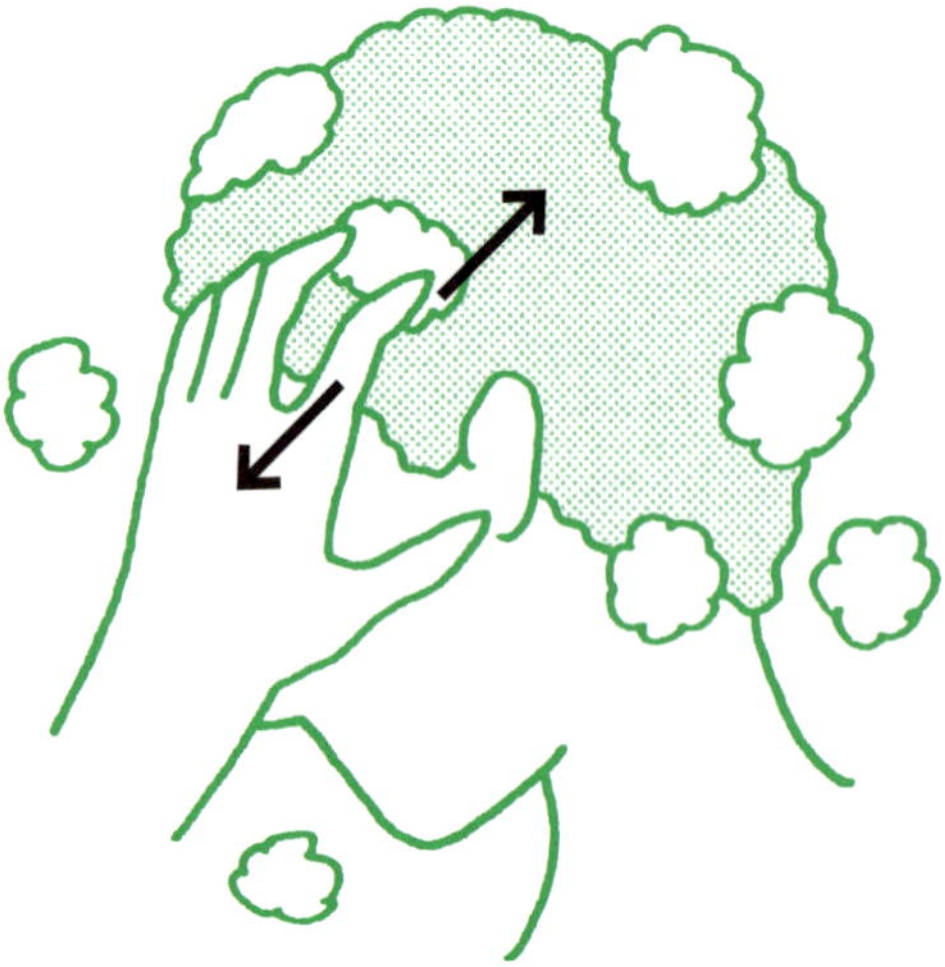

4

耳の前を上下に

ヒトデ

ヒトデの手形で両手の指頭を耳の前にあて、つむじに向かって上下にマッサージします。

5

側頭部を前から後ろへ

ヒトデ

ヒトデの手形で両手の指頭を耳の上部にあて、小刻みに前後させながら上へ向かってマッサージします。

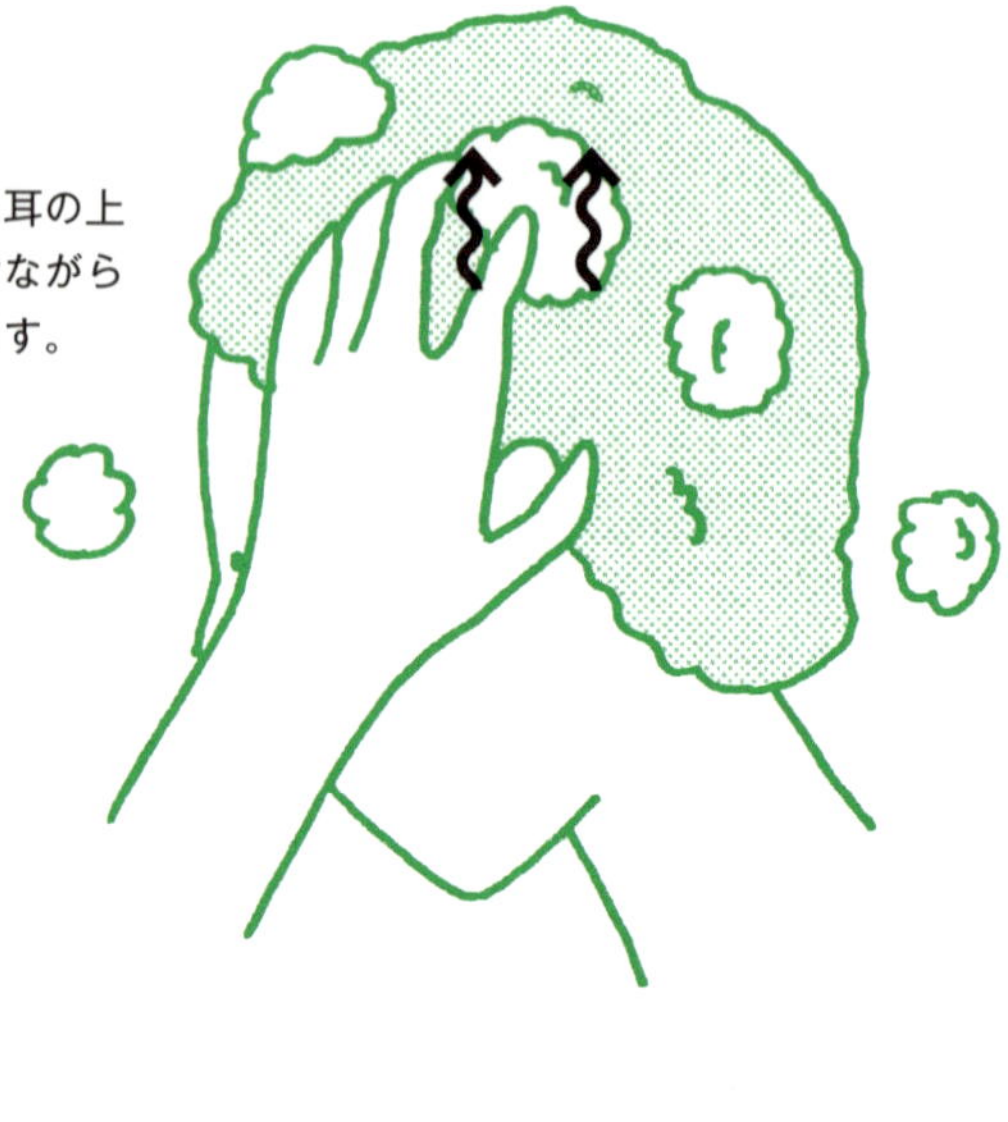

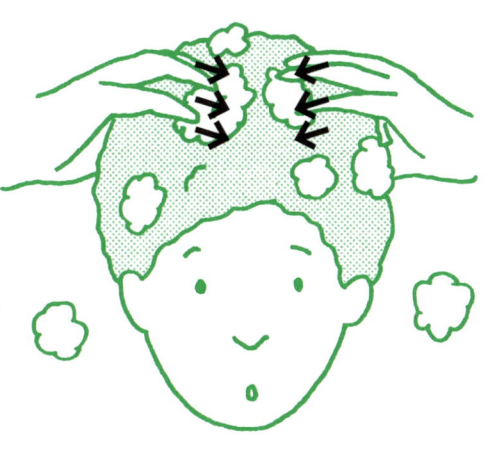

6

頭頂部をマッサージ

ヒトデ

ヒトデの手形で両手の指頭を頭頂部にあて、頭皮にしっかり密着させて皮膚を外側から内側に動かします。生え際を動かしたら、次に頭頂部、さらにつむじを動かします。頭皮の緊張をやわらげるために行ないます。

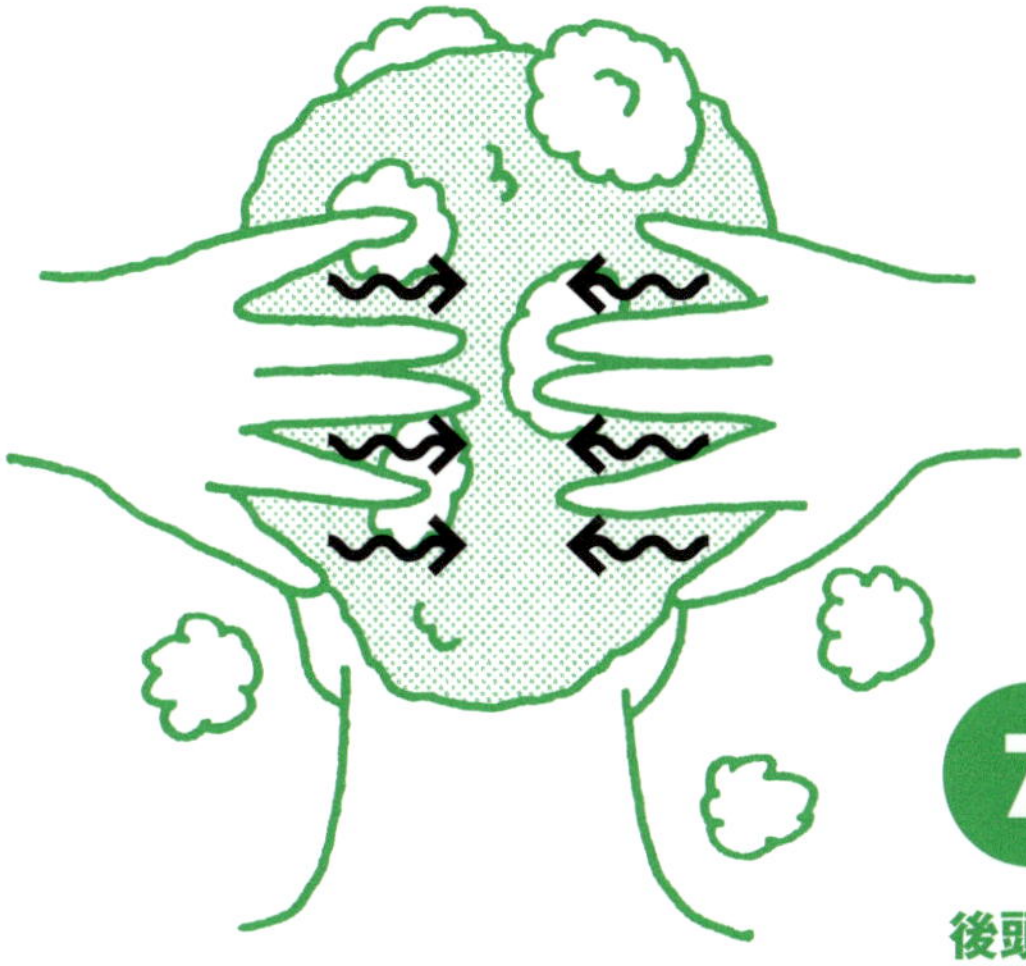

7

後頭部をジグザグに

ヒトデ

後頭部の上部に指頭をあて、大きなジグザグを描きながら、後頭部の下まで中心に寄せるように動かします。

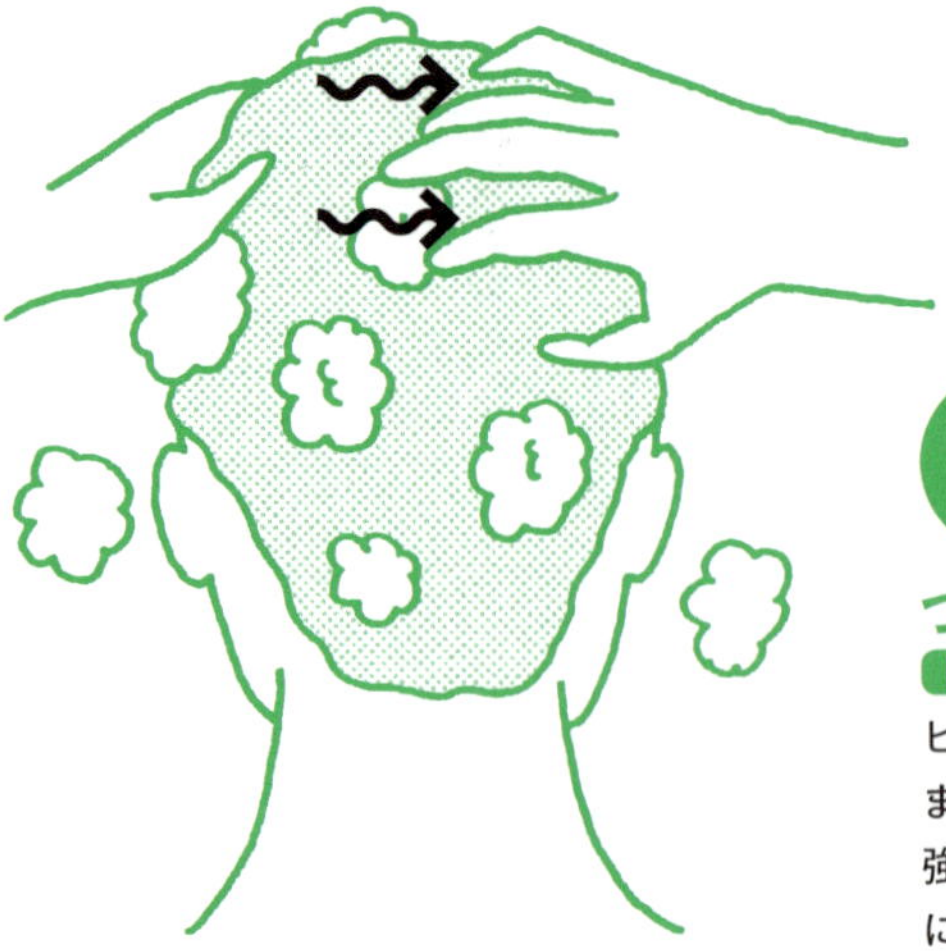

8
つむじをマッサージ
ヒトデ

ヒトデの手形でつむじに指頭をあてます。反対の手は額を支え、頭皮を強く動かすように、細かくていねいにマッサージします。

9
額の生え際をマッサージ
ヒトデ

額の生え際はかゆみが起こりやすいところです。この部位にヒトデの手形で指頭をあて、小刻みに頭皮を動かしながら、左から中央、右へと頭皮をマッサージします。

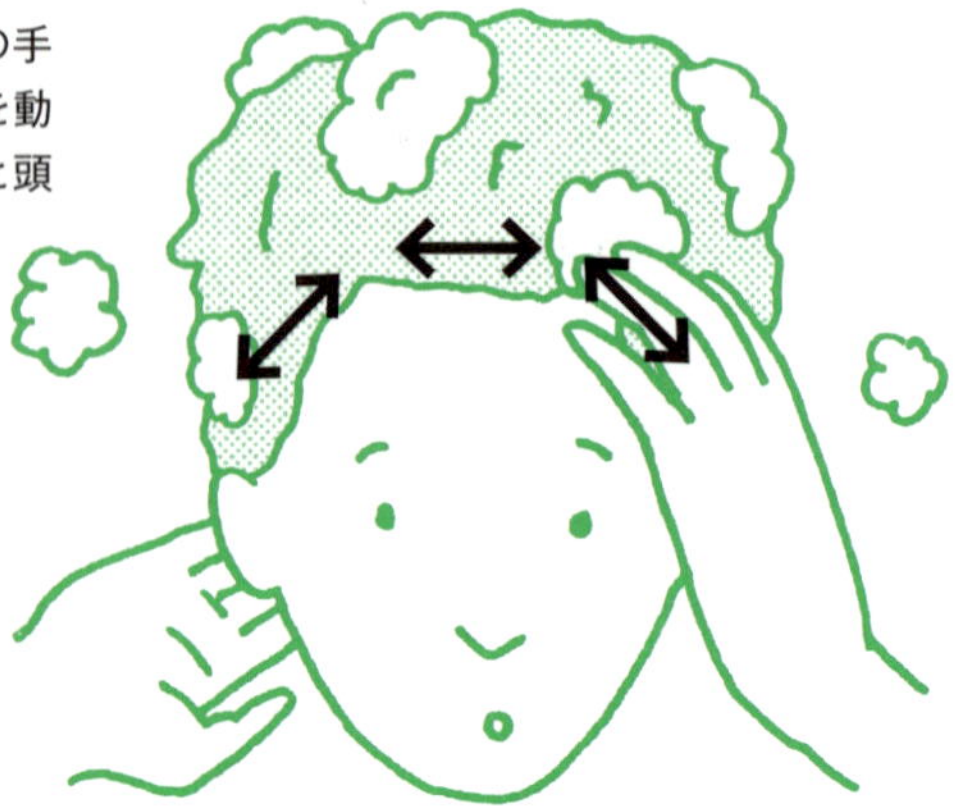

10

首の後ろをマッサージ

ヒトデ

首の後ろは風池（ふうち）、天柱（てんちゅう）など、ツボの集中している部分です。ここにヒトデの手形で両手の指頭をあて、少し押し気味に、上下に耳の後ろまでマッサージします。その後、頭全体を軽くもんでおきます。

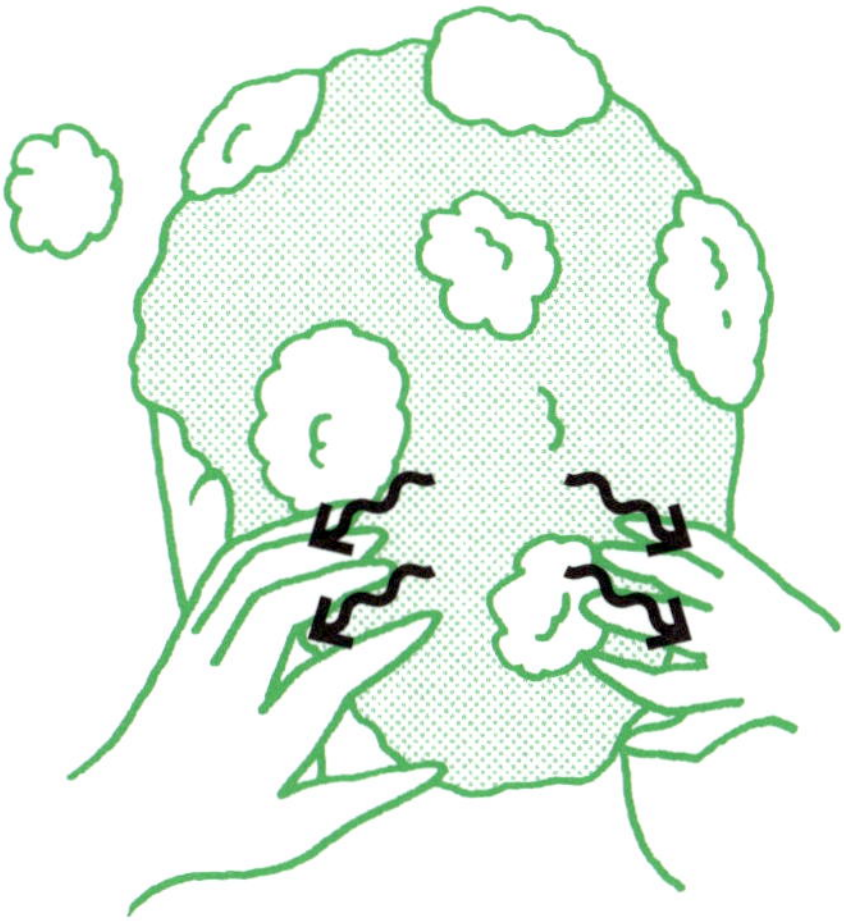

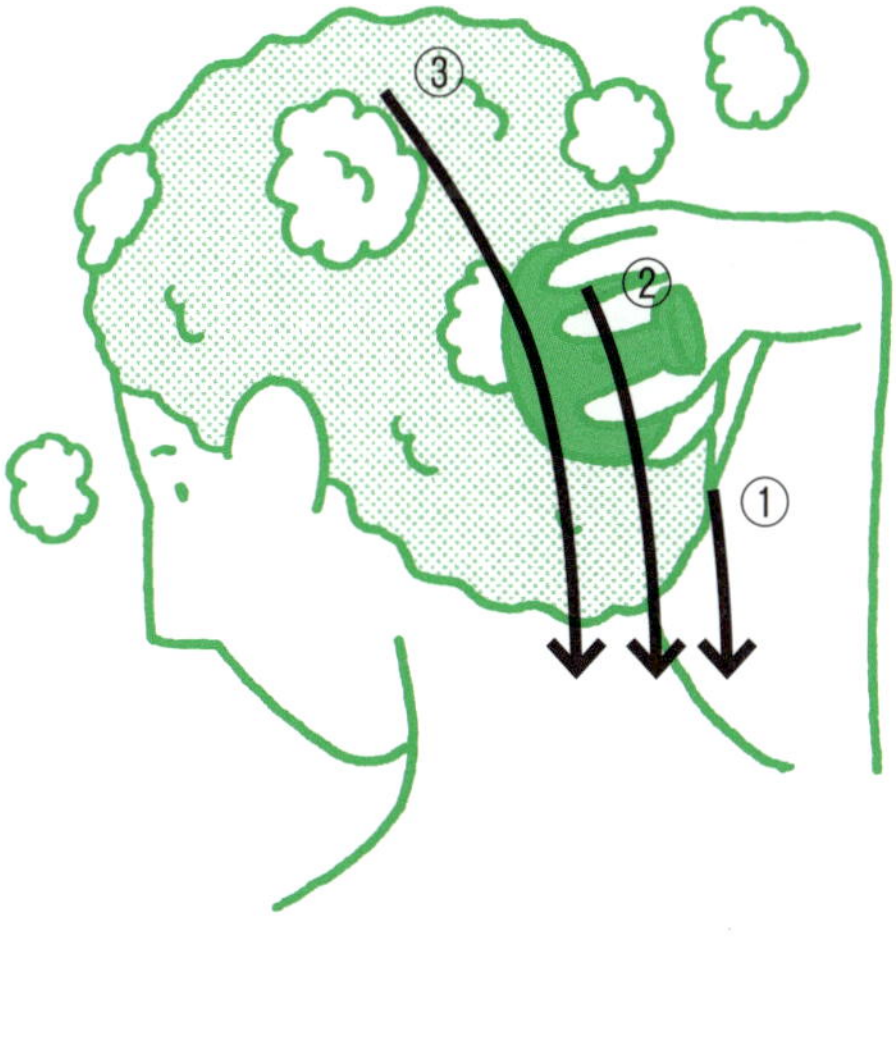

11

ブラシを使う場合

シャンプーブラシを使う場合は、髪の流れに逆らわないよう、一方向に動かすようにブラッシングしましょう。最初は①えり足から、次に②後頭部から、そして③つむじからというように、筋道をつけて行ないます。

TOHATSU antiageing

ハゲ上がり（M字）が気になる人のプラスマッサージ

基本のマッサージシャンプーを覚えたら、次は気になる部分のピンポイントのマッサージ法を紹介します。

まず男性型脱毛症で、額のM字が薄くなってくる人の場合は、マッサージシャンプーのあとに、次のマッサージを追加してください。

M字部分はかゆみが発生しやすく、頭皮もつっぱりやすいので、マッサージで血流をよくします。

1

前頭部から頭頂部へ

カニ

カニの組み手で、両手の指頭を頭皮に密着させ、頭皮を中心に寄せるように動かし、前頭部から頭頂部へ向かってマッサージします。

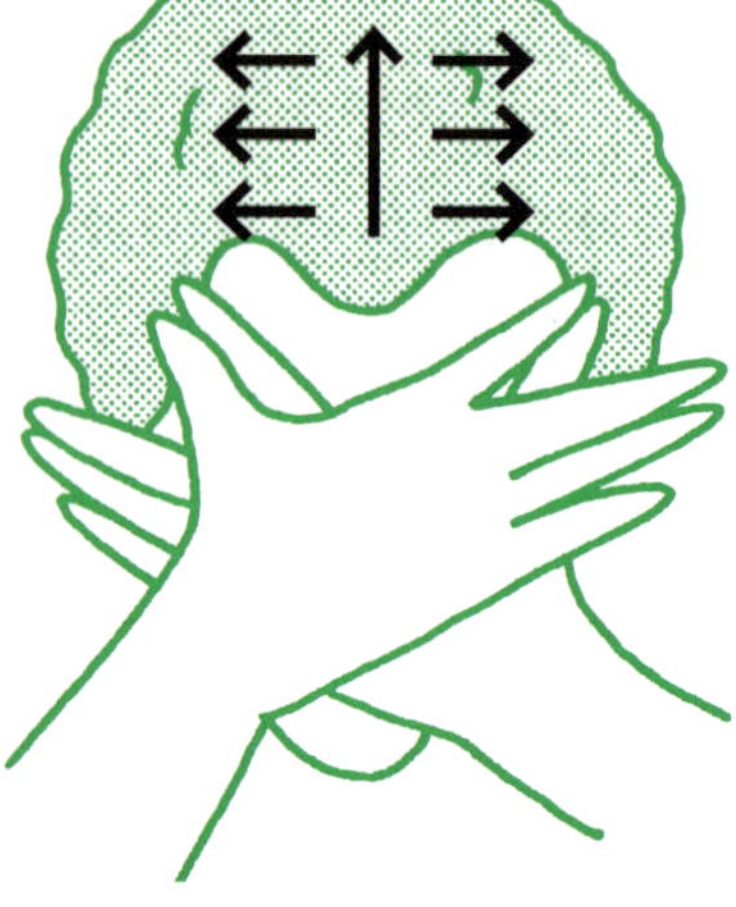

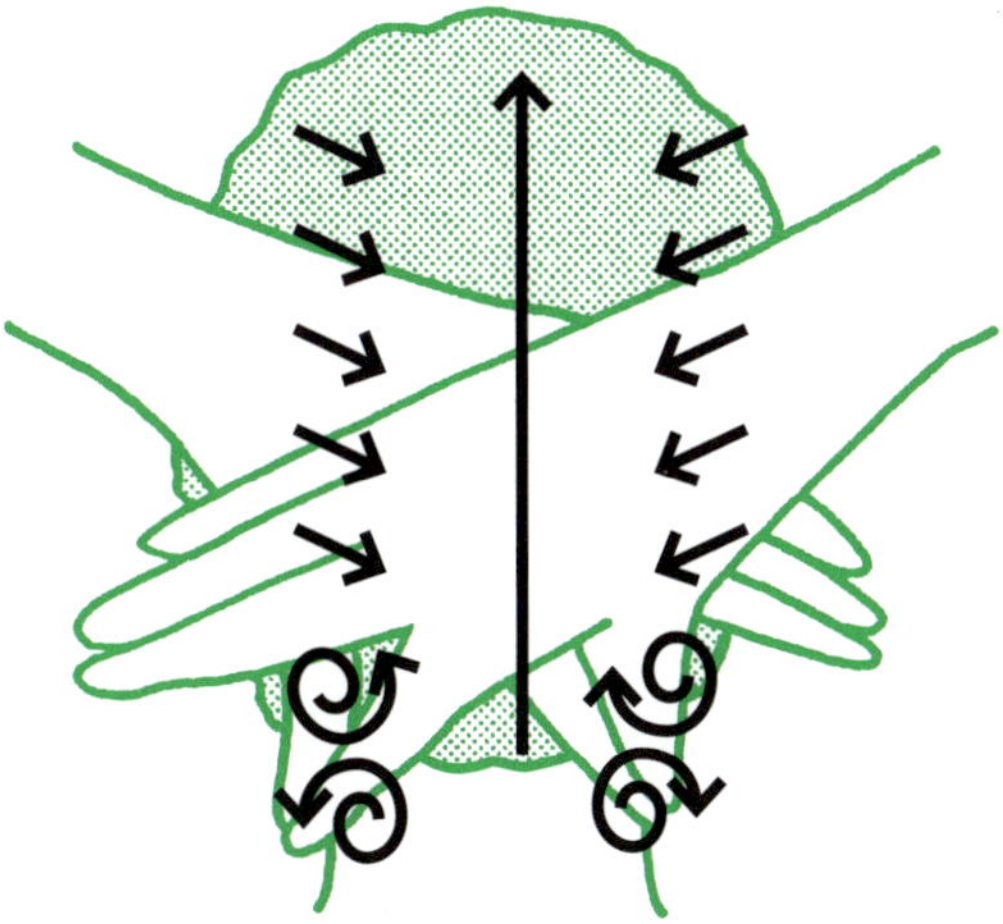

2

首筋から頭頂部へ

カニ

同じくカニの組み手で、後頭部の首筋から頭頂部に向かってマッサージします。首がこっている場合は、指先で小さな円を描くようにしてもみほぐします。

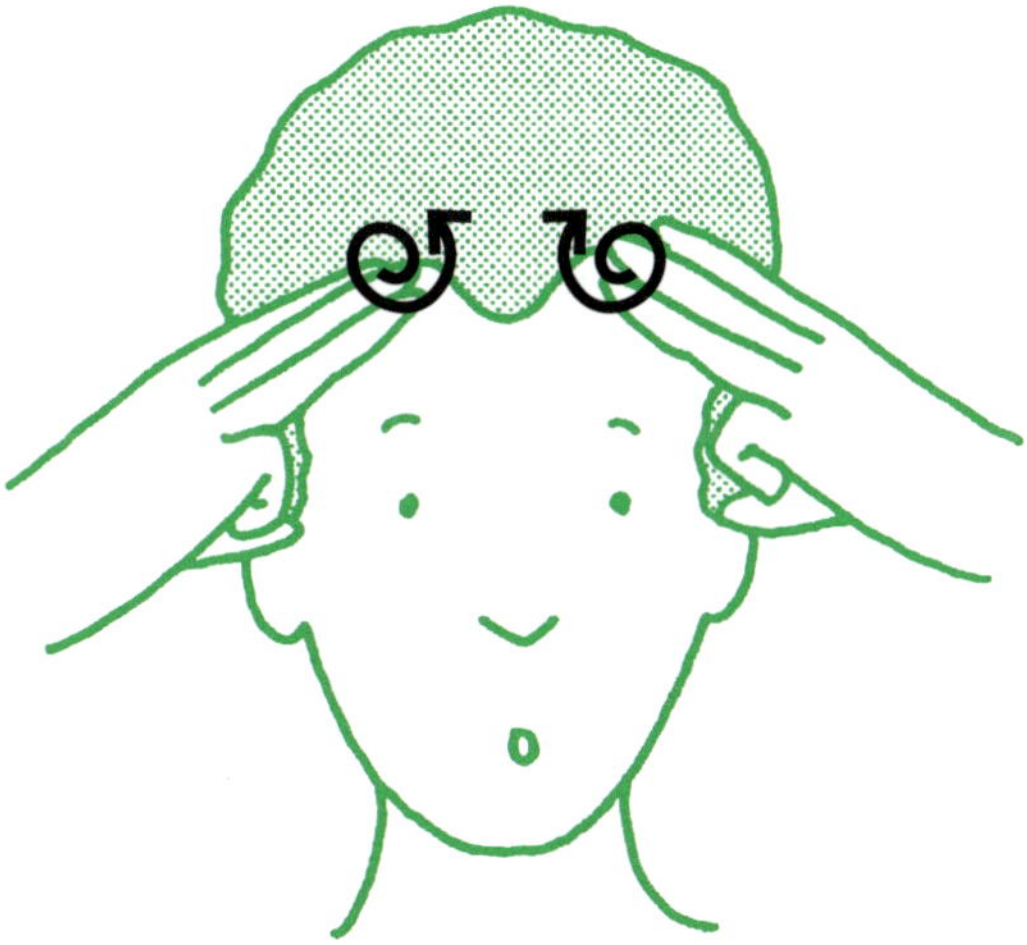

3

M字部分をマッサージ

イカ

イカの手形で、M字部分に指頭を密着させます。小さな円を描くように、内回しと外回しを５～６回ずつマッサージします。はじめは頭皮がなかなかゆり動かないかもしれませんが、マッサージを続けるうちに徐々にゆるみ、大きく動かせるようになってきます。

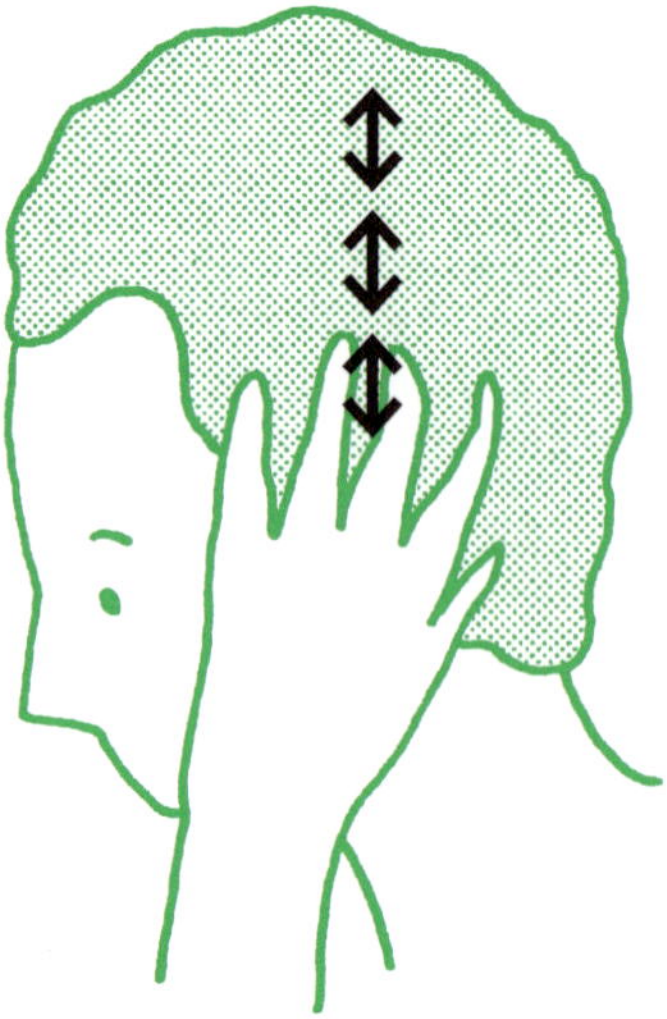

4

側頭部を下から上に

ヒトデ

ヒトデの手形で、両手の指頭を側頭部にあて、上に向かって持ち上げるように小刻みにマッサージします。

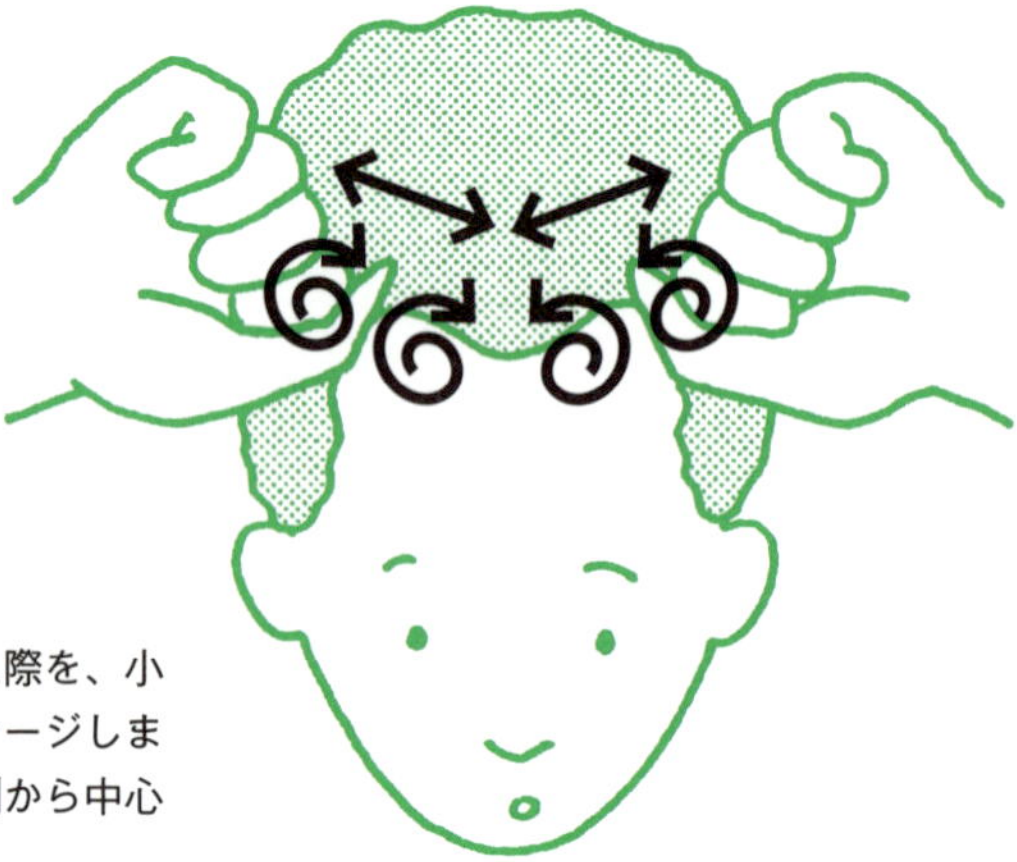

5

M字をマッサージ

サザエ

サザエの手形でM字の生え際を、小さな円を描くようにマッサージします。中心から外側へ、外側から中心へと5回ずつ刺激します。

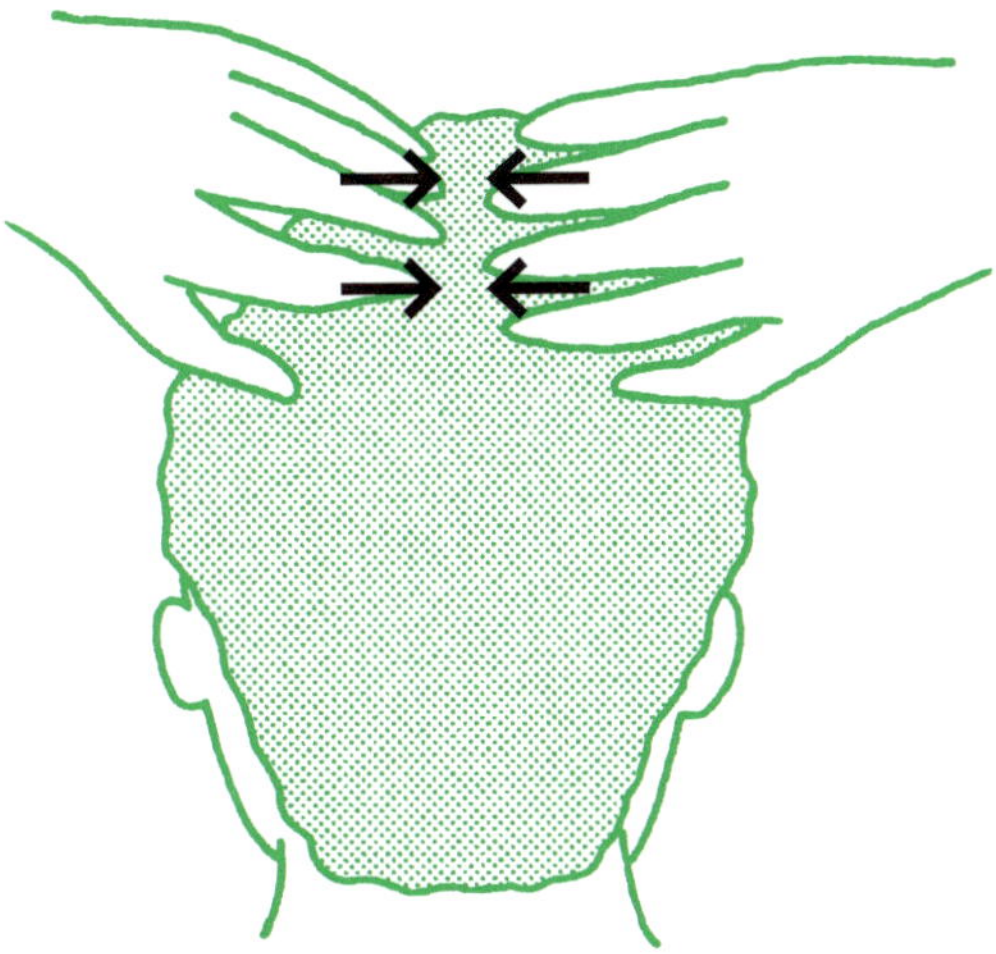

6

頭頂部をマッサージ

ヒトデ

ヒトデの手形で、両手の指頭を頭頂部に密着させ、中心に寄せるようにマッサージします。

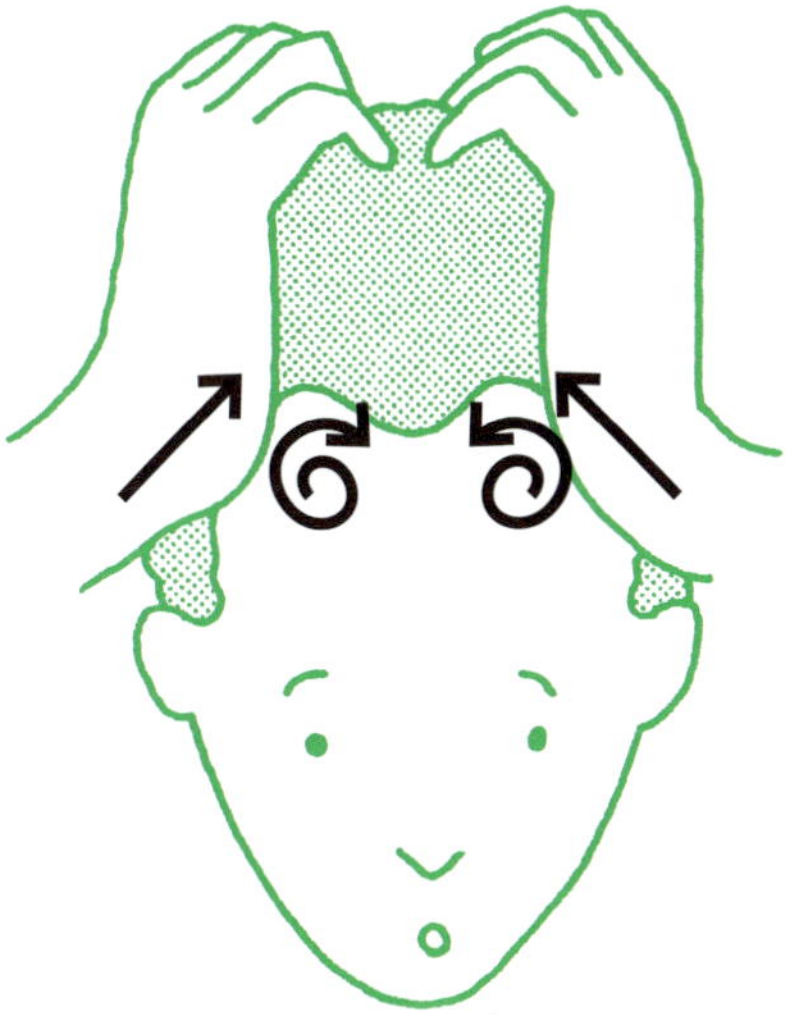

7

母指球でM字をマッサージ

ヒトデ、エイ

ヒトデの手形またはエイの組み手で、両手の母指球（親指の付け根のふくらんだ部分）をM字部分にぴったりあてるか、親指をM字の部分にあて、円を描きながら頭皮ごと動かします。※イラストはヒトデの手形

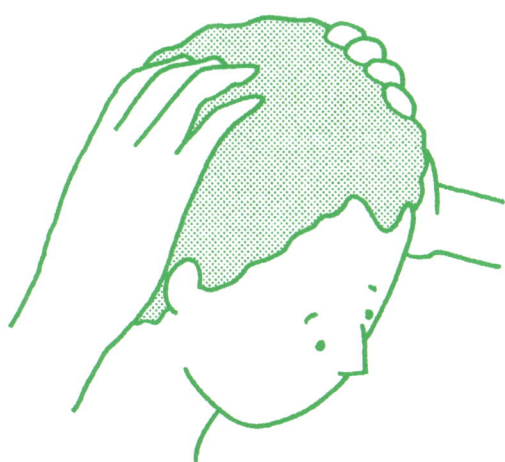

8

頭全体をマッサージ

ヒトデ

ヒトデの手形で、すべての指頭と手のひらを頭皮にあて、頭全体を圧迫していきます。

TOHATSU antiageing

頭頂部やつむじが気になる人のプラスマッサージ

次は、頭頂部やつむじの薄毛が気になる人のプラスマッサージです。

頭頂部の頭皮は、ほかの部分に比べて硬く、大変つっぱりやすく、薄毛のリスクが高い部分です。薄毛の兆候がある方は、この部位を集中的にマッサージし、血流をうながしましょう。

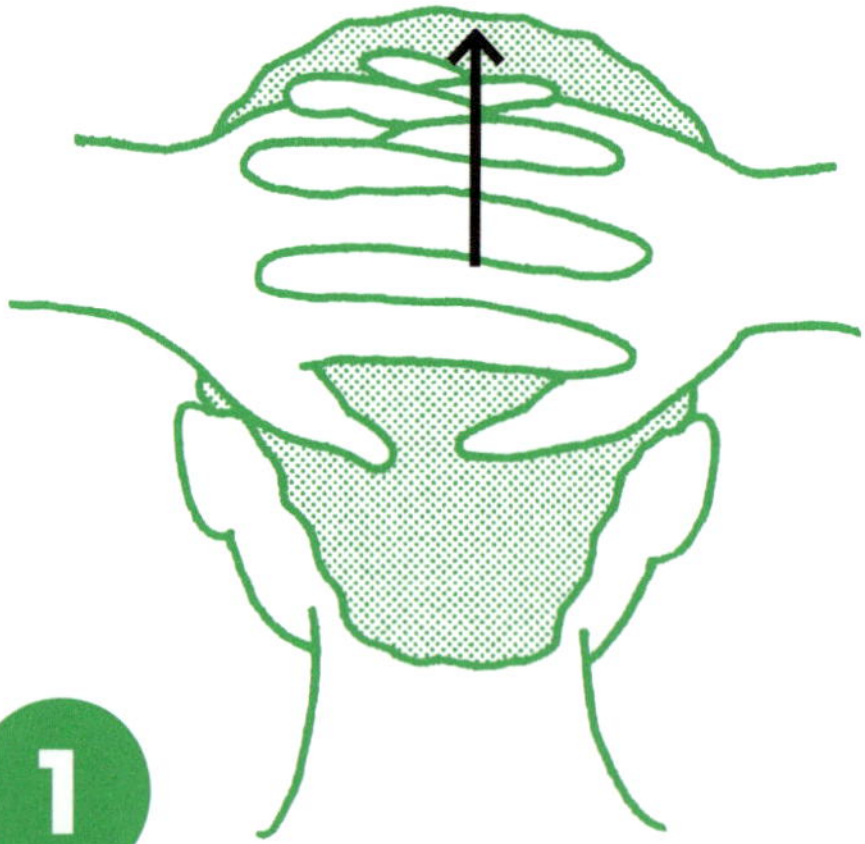

1

頭頂部を引き上げ

エイ

エイの組み手で、手のひらを頭頂部にあてます。そのまま頭皮を上方向に押し上げたあと、手を離してゆるめる、という動きを数回くり返します。

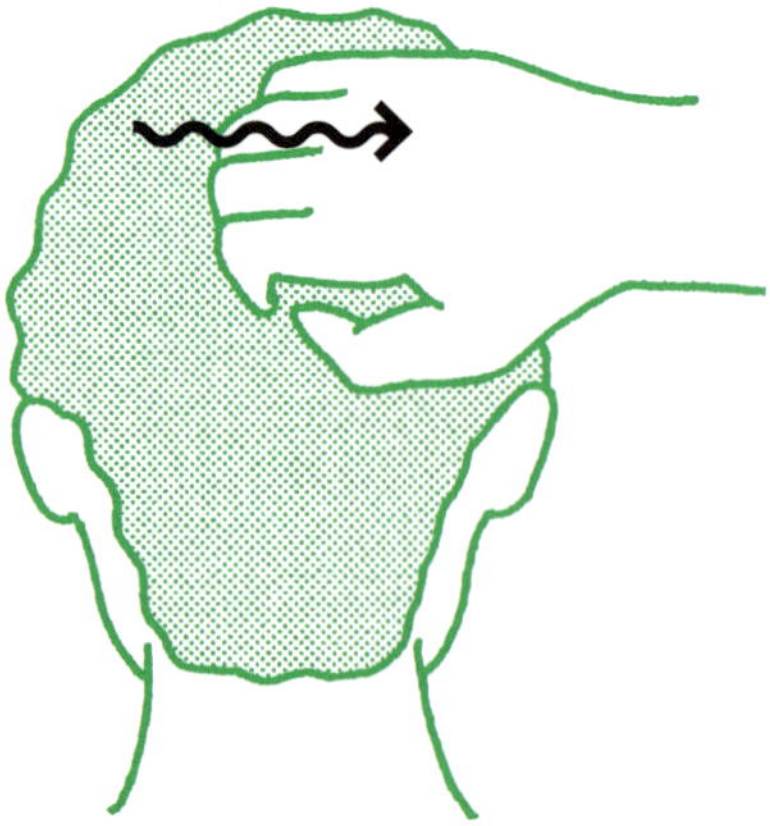

2

つむじをマッサージ

ヒトデ

ヒトデの手形できき手の指頭をつむじにあて、前後に動かしながら、左つむじ側から右つむじ側へ移動していきます。

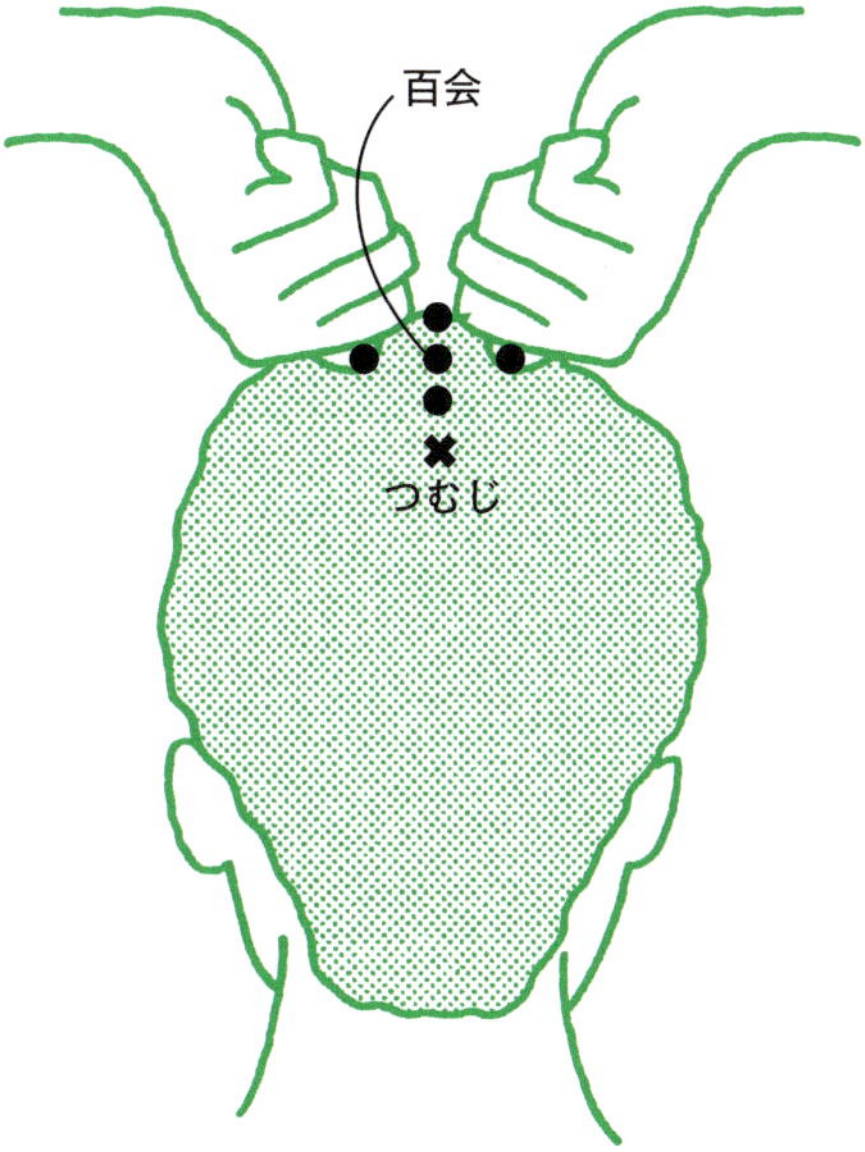

3

頭頂部のツボ押し

サザエ

サザエの手形で、きき手の指関節を頭のてっぺんにある百会（ひゃくえ）というツボに押しこむように、小さな円を描きます。次に両手で、百会の前後左右を同じように行ないます。

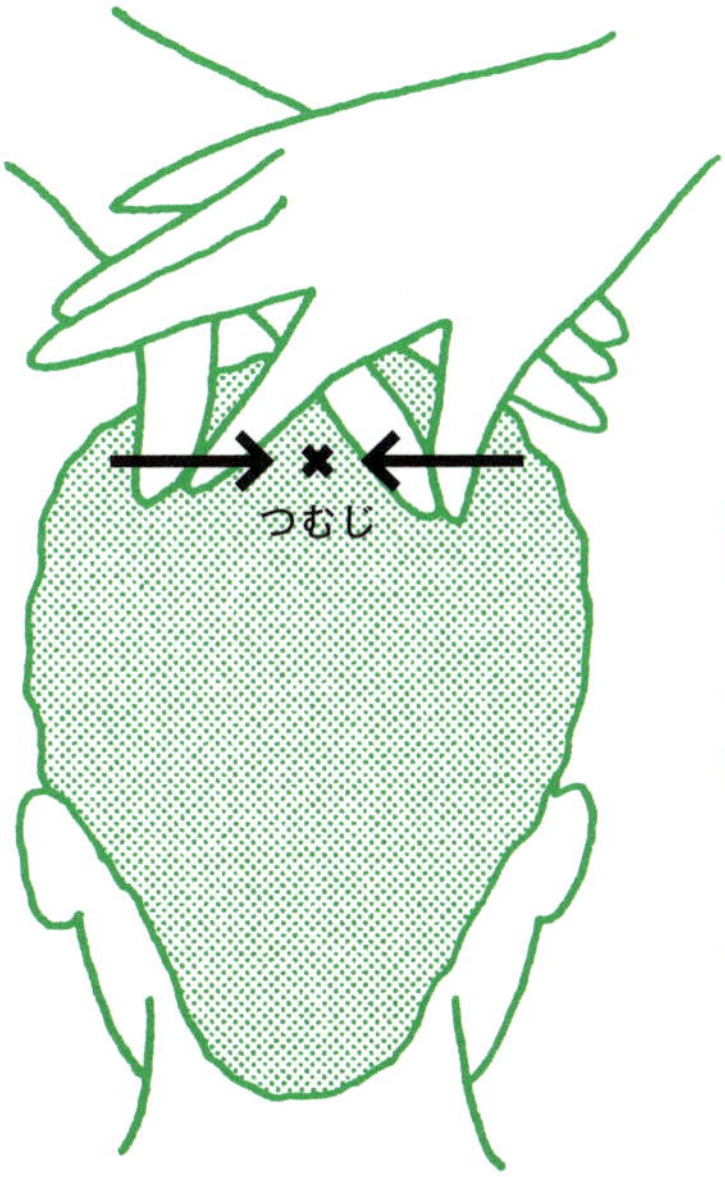

4

つむじを動かす

カニ

カニの組み手で、頭頂部に指頭をあて、つむじを中心に寄せるように頭皮を動かします。

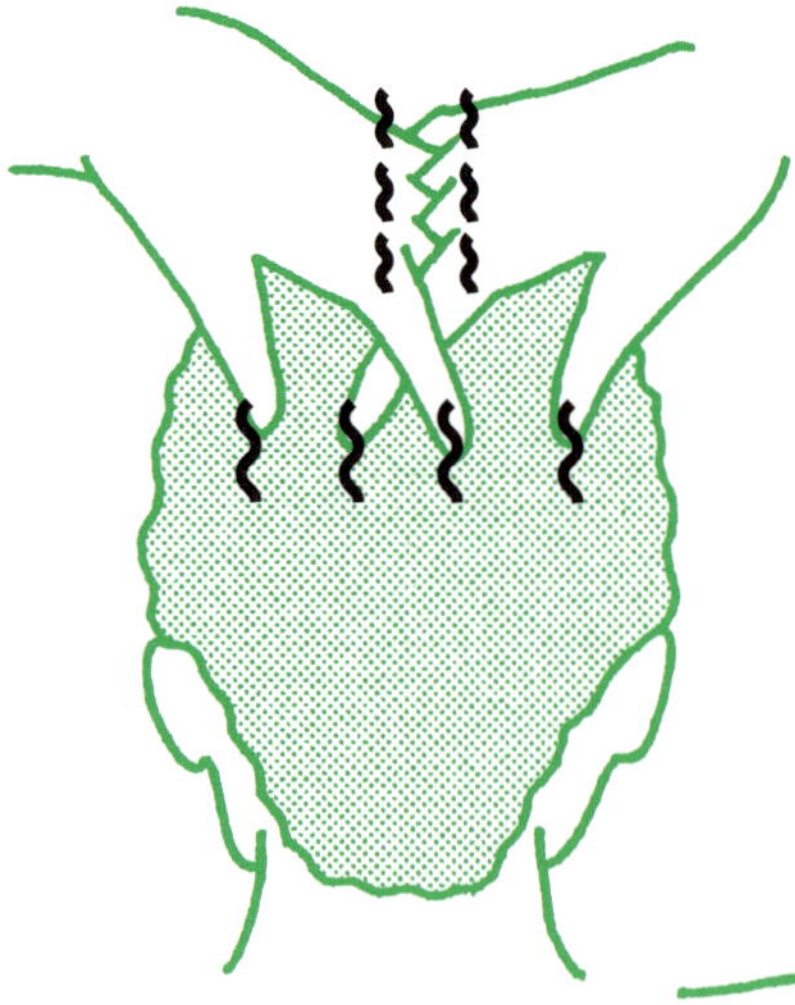

5

頭頂部全体をマッサージ

イソギンチャク

イソギンチャクの組み手で、指頭を頭頂部にあて、頭頂部全体の頭皮を小刻みにマッサージし、頭皮をゆるめていきます。

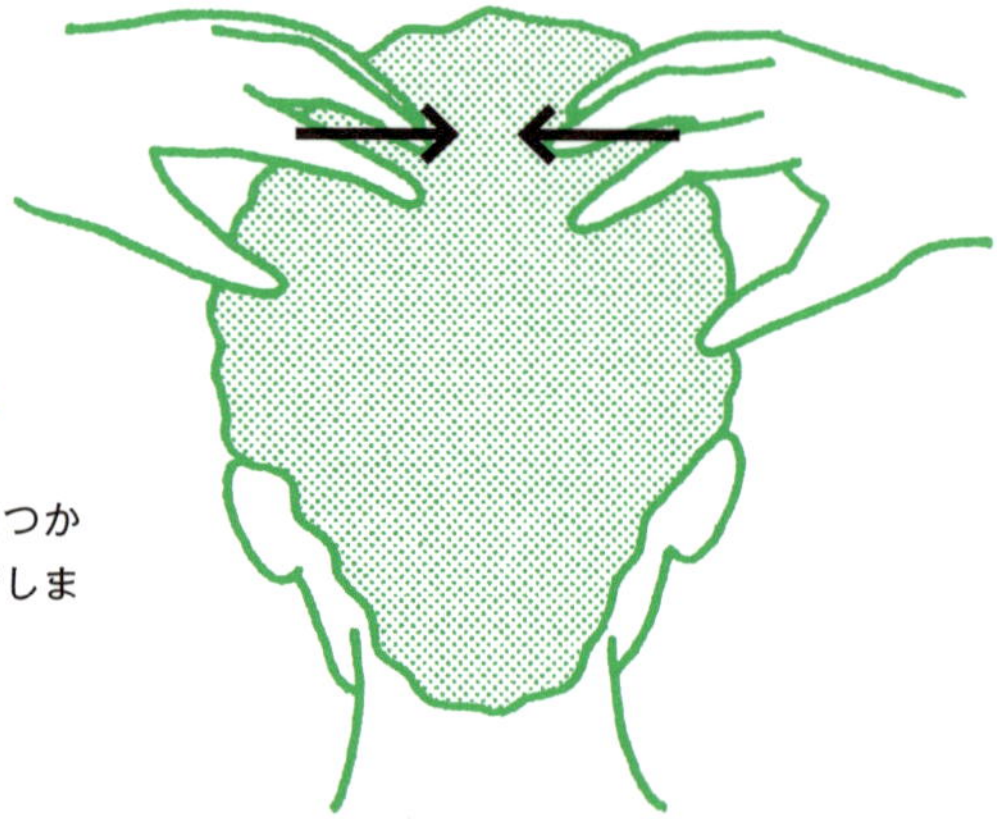

6

頭頂部を外側から内側に

ヒトデ

ヒトデの手形で頭頂部の頭皮をつかみ、外側から内側へマッサージします。

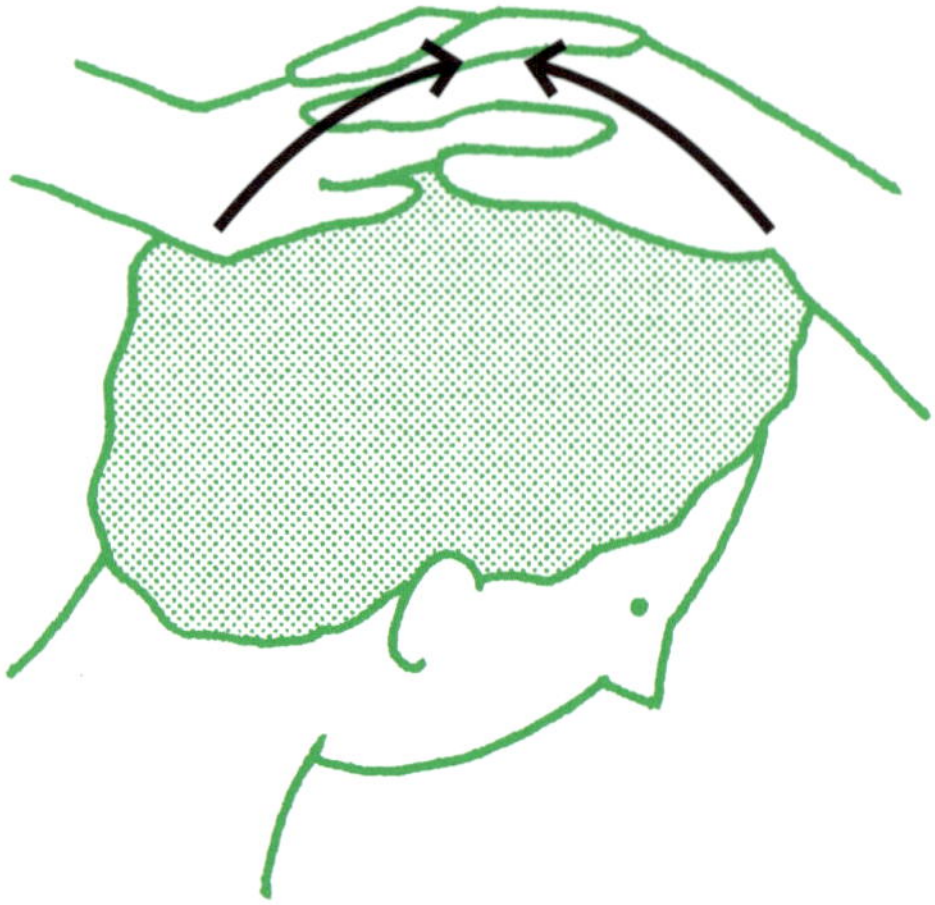

7

頭をはさむように圧迫

エイ

エイの組み手で頭の前から後ろへ、後ろから前へと、頭をはさむように、手のひらを使って頭皮に圧迫を加えます。

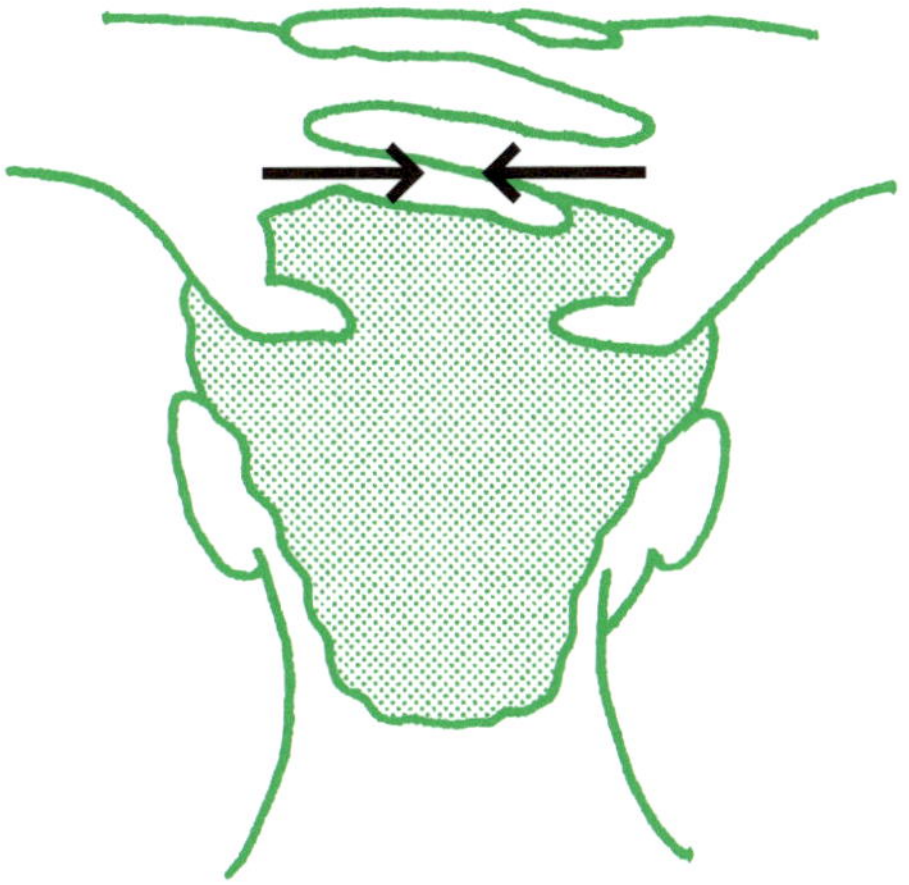

8

左右から圧迫

エイ

エイの組み手で頭をはさみ、手のひらで左右から圧迫を加えます。

9

親指で天柱、風池のツボを刺激

エイ

首には、肩こりにきく天柱、風池のツボがあります。エイの組み手にして、親指でこれらのツボを刺激します。

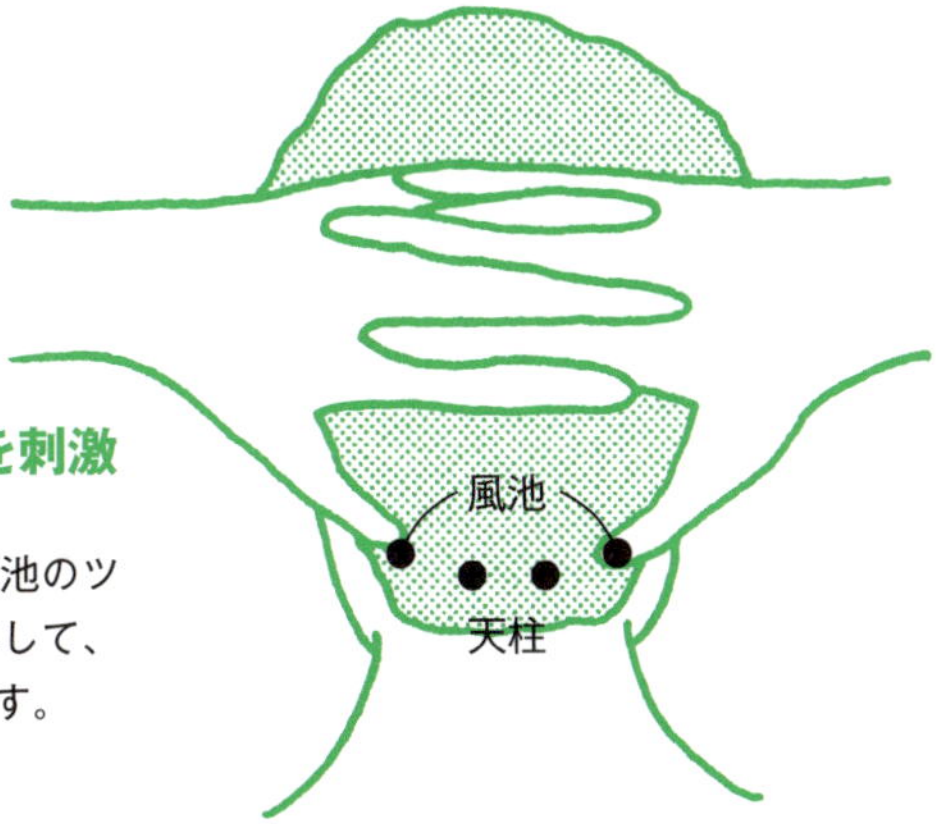

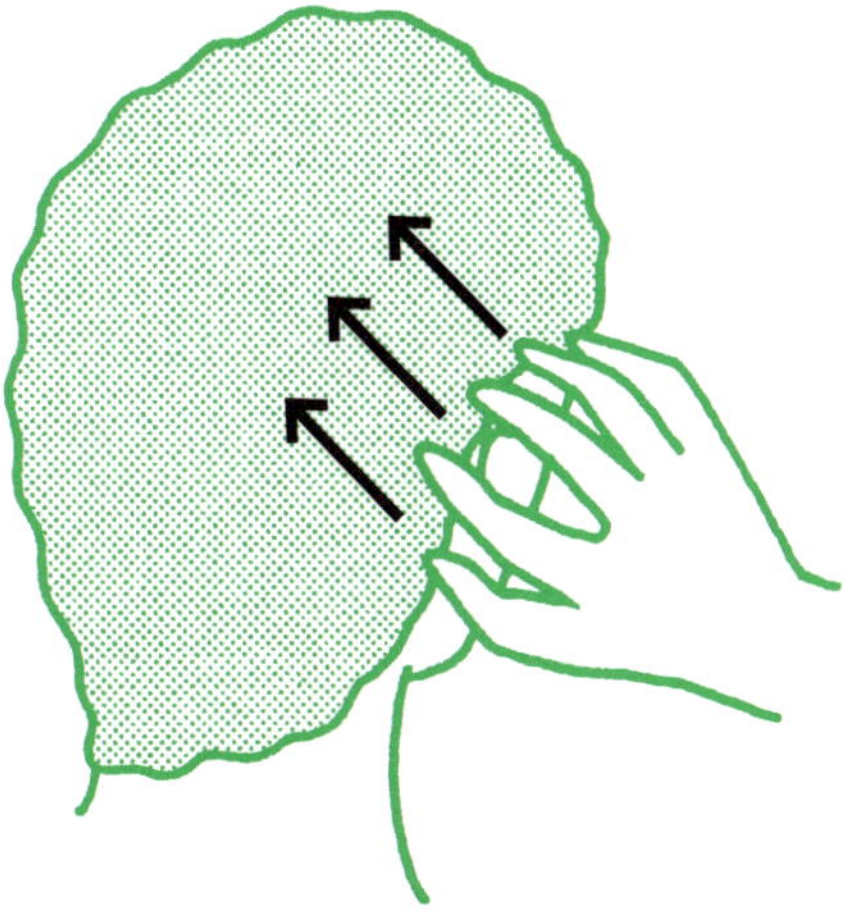

10

頭皮全体を上に引き上げる

ヒトデ

ヒトデの手形で左右から圧迫を加えながら、頭皮全体を上に引き上げます。

TOHATSU antiageing

円形脱毛症が気になる人のプラスマッサージ

円形脱毛症の方がマッサージシャンプーでより効果を期待する場合、やり方に少々コツがいります。

円形脱毛症になっている方たちの多くで、肩や腰の筋肉が非常にこっているケースが見られます。

肩や首筋、そして腰のコリをあらかじめほぐすことで、頭皮を含む全身の血流がよくなり、マッサージの効果がアップします。マッサージシャンプーの前にまず、ストレッチや指圧でコリをほぐしてください（118～126ページ）。

そのあとに、基本のマッサージシャンプー（94～99ページ）を行ないます。

注意したいのは円形脱毛症の快復期で、新毛が生えはじめているときです。

毛をこすりとらないよう、指頭を頭皮にしっかりつけて洗うということを、とくに意識してください。

マッサージシャンプーが終わったら、次の要領で、脱毛している部分を集中的にマッサージします。

1 脱毛の部分を押す

サザエ

親指の指頭、またはサザエの手形の第１関節のどちらかやりやすいほうを、円形脱毛症の部分にあて、円を描くように押します。

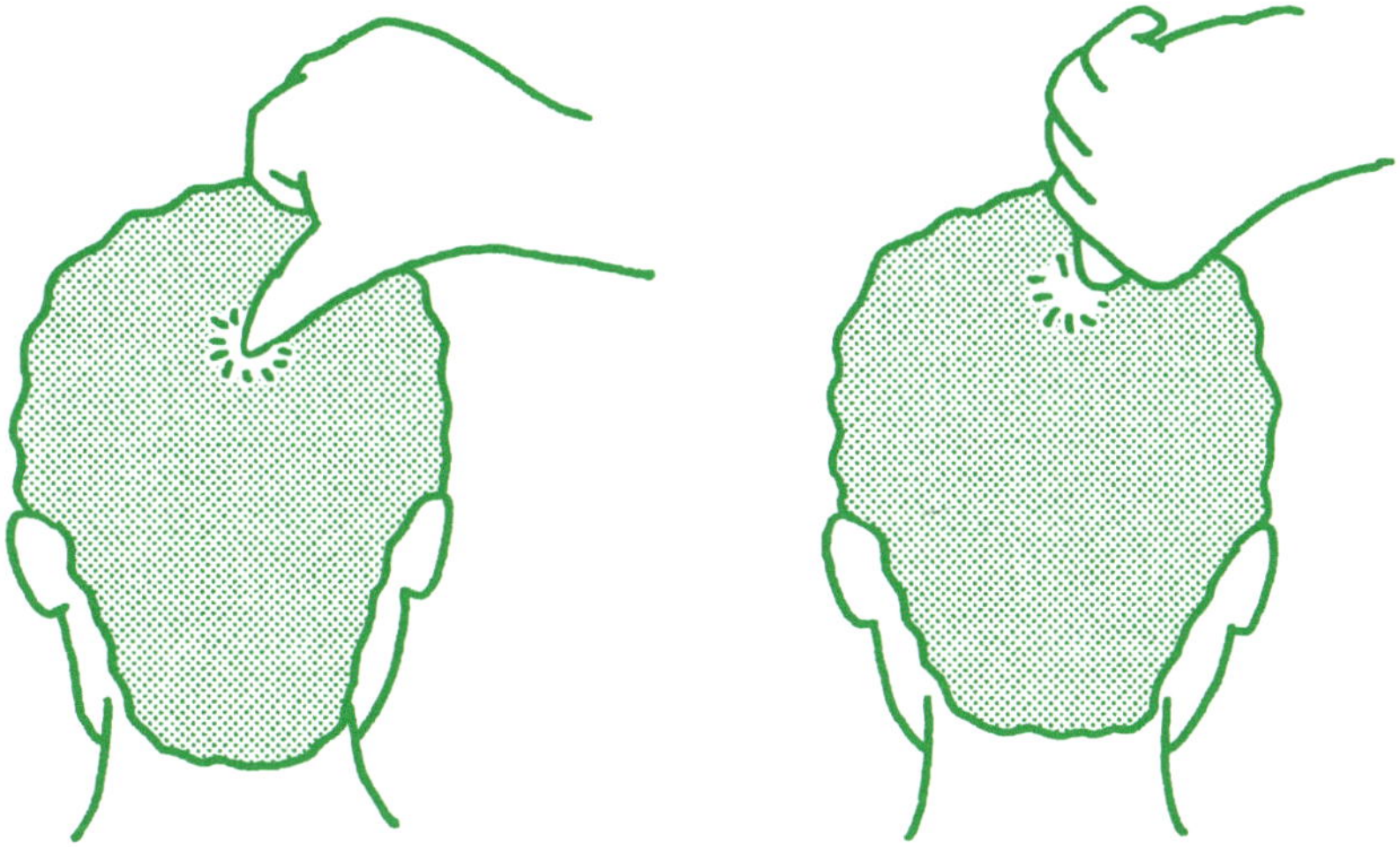

2 脱毛部を引き寄せてゆるめる

ヒトデ

円形脱毛症の部分を、ヒトデの手形の親指と四指の指頭ではさみ、引き寄せたり、ゆるめたりという動作をくり返します。

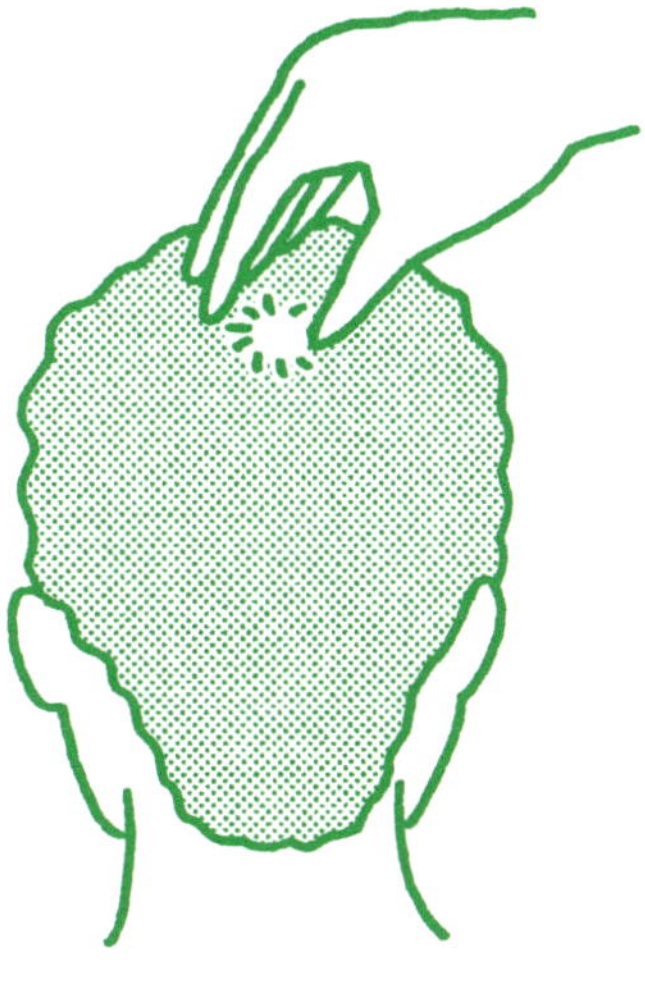

TOHATSU antiageing

シャンプー後のケア——乾かし方、育毛剤、ドライヤー

タオルでゴシゴシはNG

どのプロセスにおいても、マッサージシャンプーが終わったら、次に行なうのは髪の毛の水分をふき取ることです。

髪の毛の水分をふき取る場合は、蒸しタオル（ぬらしたタオルを電子レンジで１０００Ｗで30秒ほど温めると、すぐにできます）で髪の毛を包みこむと簡単です。

乾いたタオルで水分をふき取る場合は、タオルを頭にかぶって、その上から頭皮を軽くもんだり、タオルの上から軽くたたきます。

くれぐれも、タオルで頭皮をゴシゴシこすらないようにしましょう。

育毛剤・発毛剤は毛穴をねらって

次に、髪が薄くなりやすい部位に、目的に合わせた育毛剤・発毛剤やトニックを塗布します。育毛剤・発毛剤やトニックの選び方については、１４０ページを参考にしてください。

塗布するときのポイントは「髪に振りかけるのではなく、気になる部位の毛穴をねらってつける」です。スポイトを使うとムダなく塗布することができ、効果的に浸透し作用します。

男性型の脱毛症では、額の生え際やM字部分、頭頂部、つむじ周辺が薄くなりやすい場所です。

頭部の広い範囲に育毛剤を塗布する場合は、髪を少しずつ取り分けて、何回かに分けて塗布しましょう。

育毛剤やトニックをつけたあとは、頭皮を軽くもみほぐし、浸透するまで待ちます。育毛剤が浸透し、乾くまでの間に、第5章で紹介するストレッチやマッサージをすると、より効果的です。

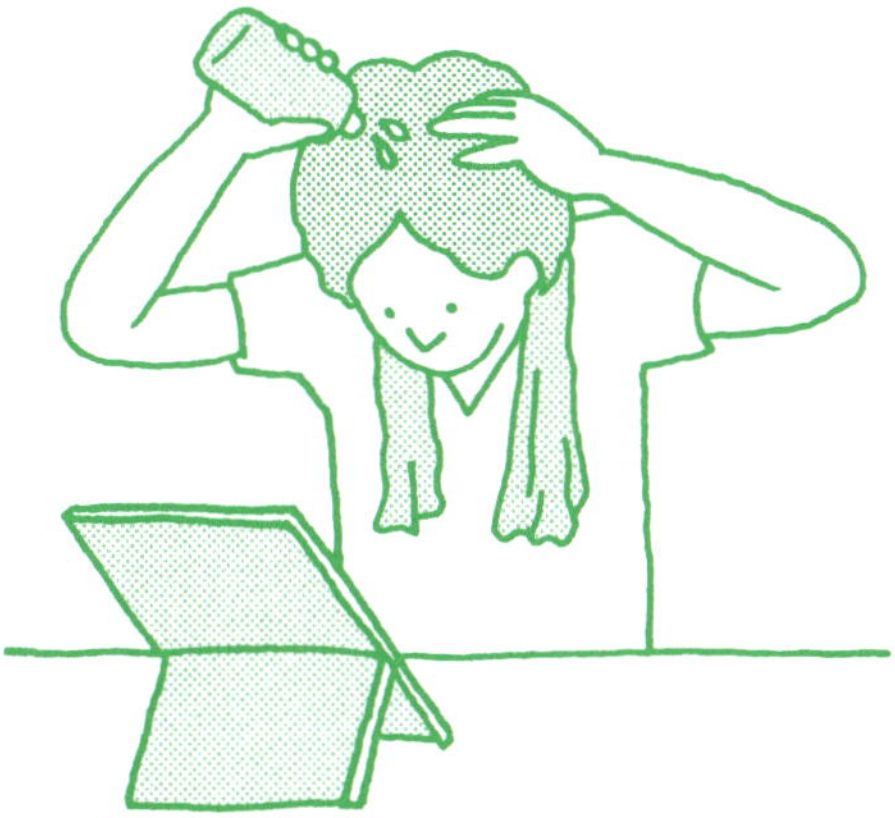

整髪料は頭皮につけてはダメ

ドライヤーで髪を乾かす場合は、髪に適度な湿り気が残っている程度にしておきます。

整髪料として使うムース、ワックス、リキッドなどは毛先になじませる程度にとどめ、決して頭皮につけないようにしましょう。

これらの成分が頭皮につくと、毛穴に詰まって、せっかくきれいにした頭皮が汚れ、発毛や育毛を妨げる原因になるからです。

ドライヤーは1カ所に集中させない

1カ所に温風が集中しないように、少しずつドライヤーを動かしながらセットします。ドライヤーの温度を高熱にしすぎたり、長くあてて乾燥させすぎないことも大切です。

正常な毛髪の水分量である11～13％の水分が残るくらいで、さわるとしっとり感が残る程度のところで終了しましょう。

TOHATSU antiageing

ブラシの選び方と効果的なブラッシング

髪の毛を守るためには、ブラッシングの方法も大切です。

ブラッシングは、静電気が起こらないように、髪に水やヘアクリームをつけたり、ブラシを水でぬらしてから行ないましょう。

ナイロンブラシは避ける

使うブラシは、できればナイロン毛でないほうがいいでしょう。

ナイロン毛のブラシは静電気が発生しやすく、乾いた髪をブラッシングすると、1万ボルト以上の静電気が発生することがあります。

この静電気が毛幹を通り、皮膚の内部の毛根を通って毛乳頭に達すると、毛髪と毛乳頭との間に細かな気泡が発生し、毛球は萎縮してしまいます。

少しくらいの気泡であれば、日時の経過で消えてしまいますが、ブラッシングを頻繁に行なうと、毛は毛乳頭から浮き上がり、ついには乳頭剥離を起こして、髪が抜けてしまうのです。

また、やわらかいナイロン製のブラシは、ブラッシングの摩擦により溝ができ、その溝に入った髪のキューティクルをはいで髪を傷めてしまいます。

猪毛ブラシ・金属ブラシは一長一短

では、どのようなブラシを選べばよいのでしょうか。ブラシには、さまざまなタイプのものがあります。

猪《いの》毛《げ》でできているブラシは、静電気の発生は

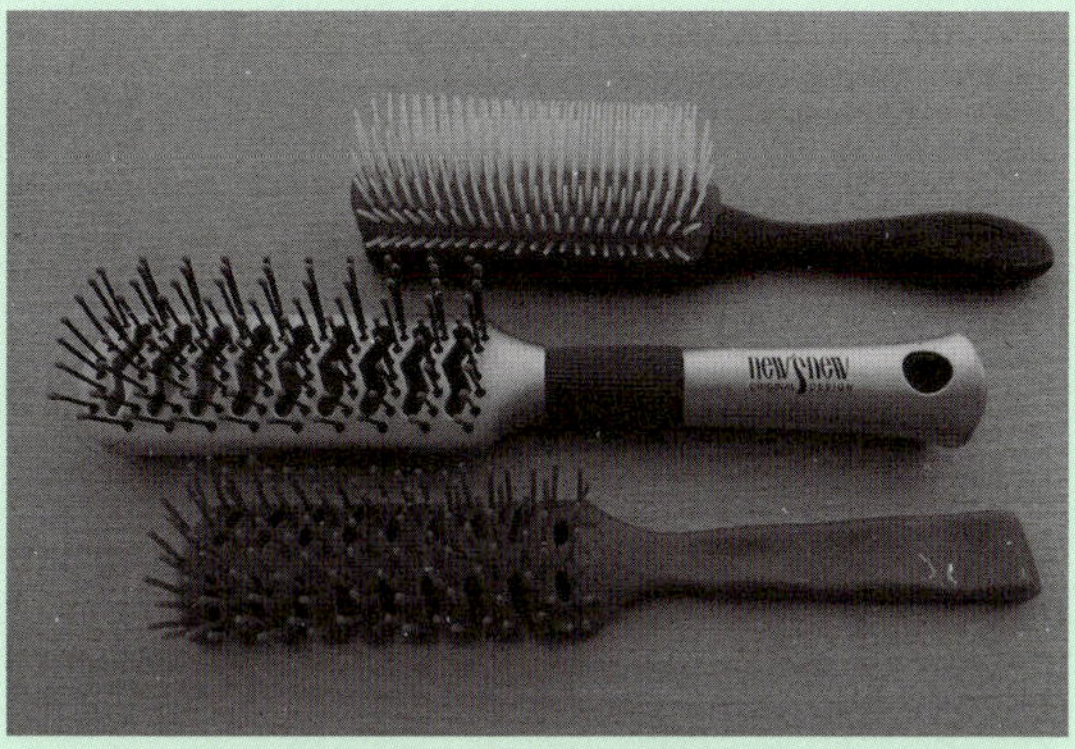

ナイロンブラシいろいろ

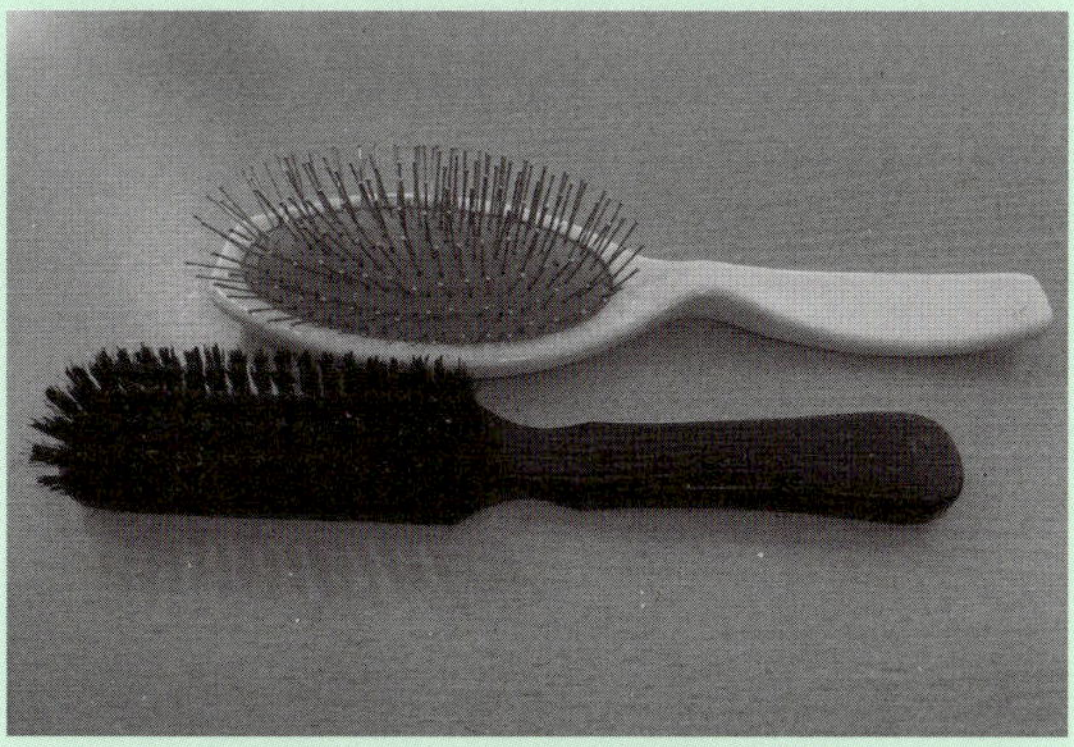

猪毛ブラシ（手前）と金属ブラシ

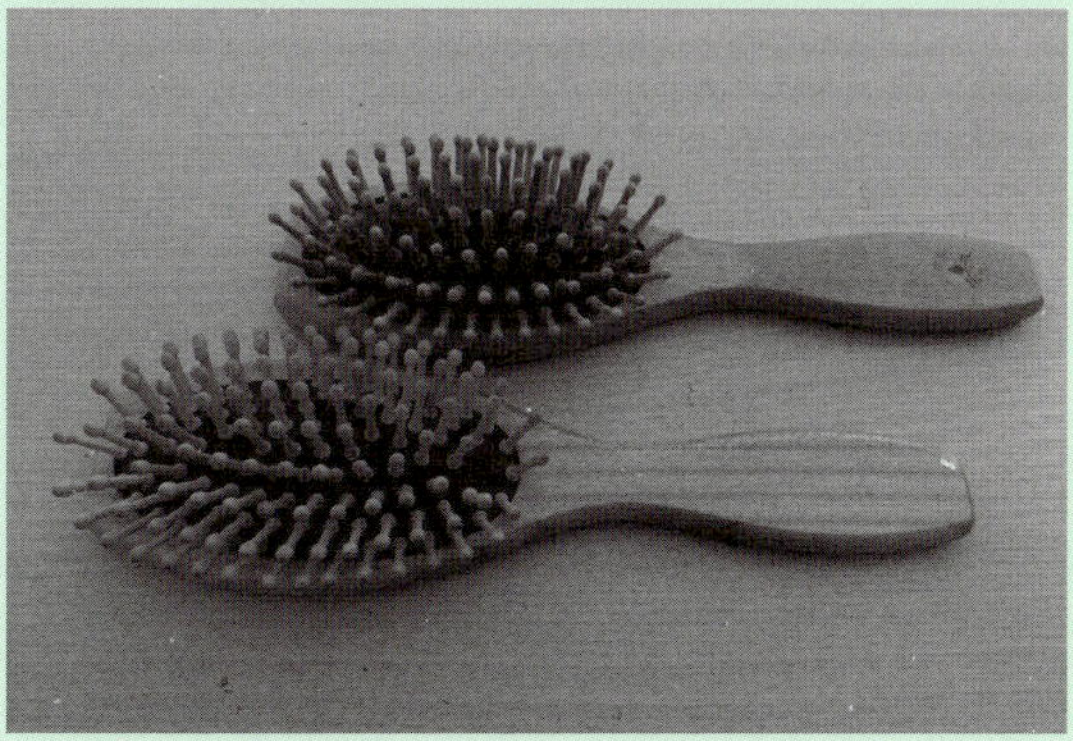

ウッドブラシ（手前）とバンブーブラシ

ほとんどありませんが、毛の先端がとがりすぎているため、皮膚の弱い人は頭皮が荒れることがあります。

また、毛が密植えになっているため、毛髪が引っかかりやすく引き抜いてしまうことがあったり、猪毛のキューティクルと毛髪のキューティクルが互いにこすれ合って髪を傷めてしまうことがあるので、注意が必要です。

金属製のブラシは、クッションタイプになっていて、ピンの先端が丸くなっており、頭皮を荒らす心配はありません。髪のキューティクルを傷めることも少ないのです。

ただし、静電気には注意が必要で、使用する際は十分に水やヘアクリームを塗布しましょう。

ウッドブラシ・バンブーブラシがおすすめ

ウッドブラシ（木製）やバンブーブラシ（竹製）は、クッションタイプになっており、先端が丸くなっているため頭皮を荒らさず、静電気の発生も少ないので、脱毛対策にはもっともおすすめです。

ただし、ピンの部分が太いので、パッティングやマッサージには適するのですが、ブローやセットはやりにくいという欠点もあります。

第5章

自分でできる育毛法

TOHATSU antiageing

薄毛・脱毛予防の10カ条
——髪の毛の運命を握るカギ

私は、薄毛・脱毛の予防対策として、マッサージシャンプーを含む次の10カ条を提唱しています。「自分でできる育毛法」の章を始める前に、これを皆さんにお伝えしておきたいと思います。

これらの項目への理解と決意、実行の継続ができるか否かに、あなたの髪の毛の運命を決定するカギがあるのです。

薄毛・脱毛予防の10カ条

一、髪に対し、つねに愛といたわりの心を持って接すること。

二、健康に注意し、食生活のバランスを整え、髪によい食べ物を適度にとること。

三、頭皮、頭髪はつねに清潔に保ち、フケ、かゆみは早めに手当てをしておくこと。

四、シャンプーが育毛の基本であるから、シャンプー剤の選定に注意し、頭皮のマッサージを主としたシャンプーを行なうこと。

五、毎日のシャンプーのあとは育毛剤を使い、血行促進のためのマッサージやツボ刺激を励行すること。

六、タバコは厳禁。酒、コーヒー、香辛料などの刺激物はほどほどにすること。

七、髪をきつくしばったり、きつい帽子、ハチマキ、無理なヘアスタイルなどは避けること。

八、パーマや毛染めは乱用しないこと。

九、過労、ストレス、睡眠不足は髪の大敵。心身ともに休息、休養を心がけること。

十、遺伝的要素を持つ人は早めに手入れを始め、進行防止を心がけること。

TOHATSU antiageing

頭皮の血行をよくするストレッチと指圧

頭皮の血行が悪くなりやすい理由には、「頭が心臓よりも高いところにあること」「頭皮（頭頂部）には自ら動かせる筋肉がないこと」の2つがあります。

これらを解消するために必要なのが、ストレッチで体を動かし、全身の血流をよくするということです。

また、ツボを刺激する指圧は、その圧反射により生体機能に作用させ、人間に備わっている自然治癒力の働きを促進させる手技療法です。

体に分布しているツボや、ツボに似た反射帯（ゾーン）に起こる異変に対し、刺激、改善することにより内臓の働きがよくなったり、自律神経のバランスがよくなって不調が調整されていくもので、頭皮だけでなく、全身の体調を整える働きがあります。

人間の体は運動量の多い足や手よりも、運動量の少ない頭のほうが反射効果が高く、反射帯も集中していることから、特別な器具を使わなくても頭をもんだり、さすったり、押したり、たたいたりするだけで、効果が期待できるのでおすすめです。より効果をあげるために、静かで落ち着いた環境で行なってください。

ストレッチも指圧も、シャンプーのあとだけでなく、仕事の合間など思いついたときに行なうと、さらに効果が得られます。時間をみつけて、できれば1日数回行なうとよいでしょう。

ただし、重い病気にかかっている場合や、熱があるとき、妊婦さんなどは、医師に相談したうえで行ないましょう。

肩甲骨ストレッチ

**肩や首、背中がこり固まっていると、頭部へ血液が流れにくくなります。
こうした部分の血液のうっ滞を解消します。**

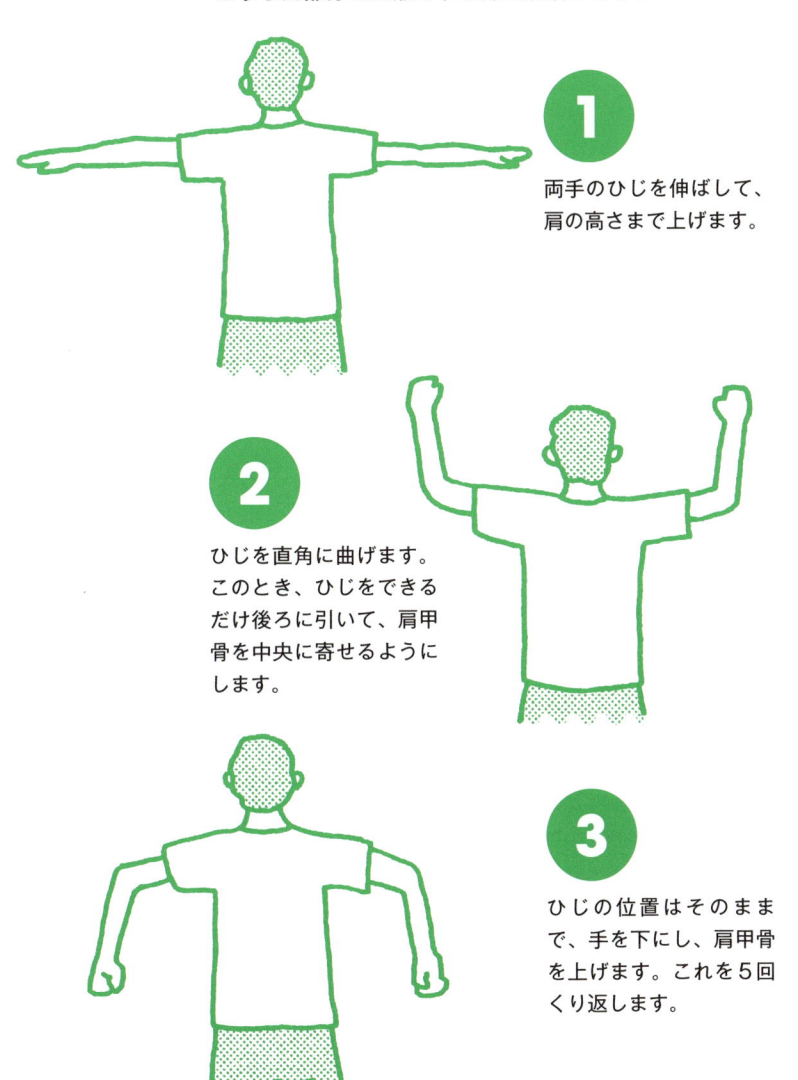

1

両手のひじを伸ばして、
肩の高さまで上げます。

2

ひじを直角に曲げます。
このとき、ひじをできるだけ後ろに引いて、肩甲骨を中央に寄せるようにします。

3

ひじの位置はそのままで、手を下にし、肩甲骨を上げます。これを５回くり返します。

腰の指圧

髪を支配している「腎（腎臓、副腎、生殖器）」に関するツボを指圧します。

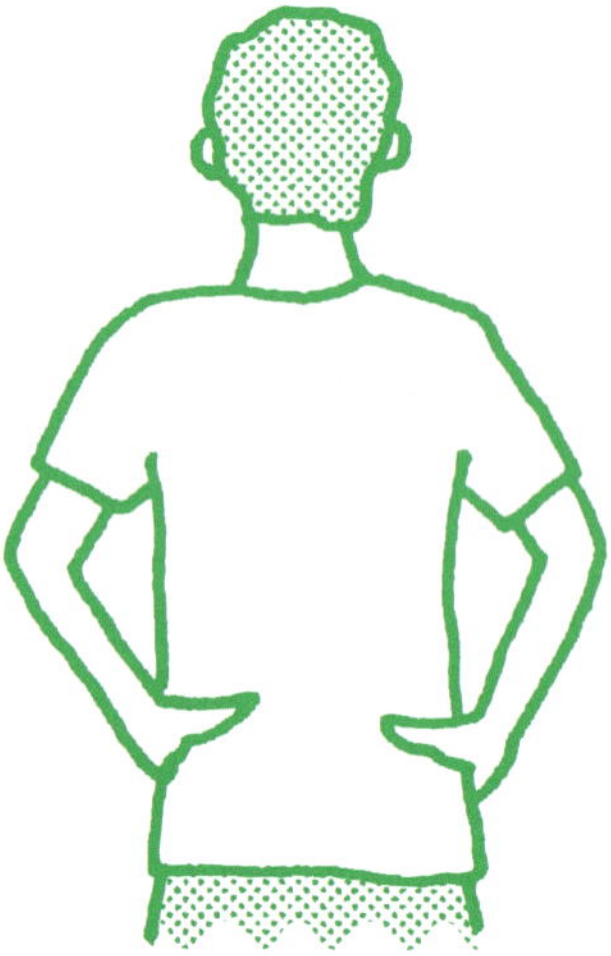

1

両手の親指を、副腎（背骨の両脇であばら骨のすぐ下）のあたりにしっかり押しあて、腰をつかみます。

2

ラジオ体操の「背伸びの運動」の要領で、体を後ろにそらせながら親指で副腎を刺激します。周囲にもたくさんのツボがありますので、気持ちいいと感じるところを指圧しましょう。これを5回くり返します。

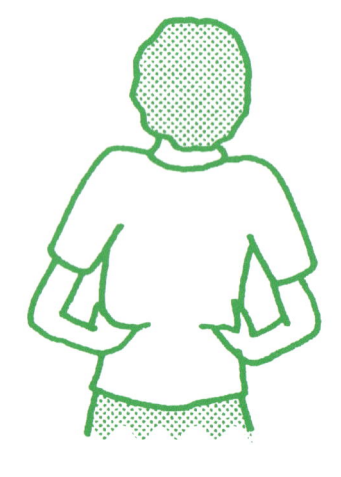

首から天柱のツボを指圧

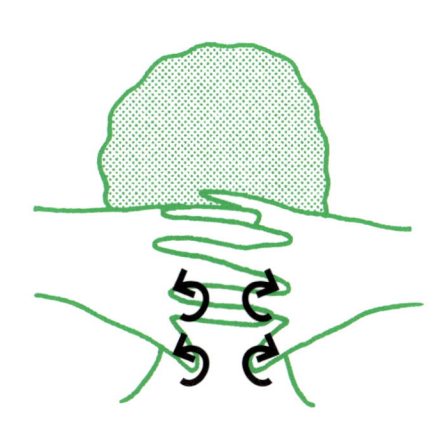

1

まず、首を左右にゆっくり数回、回します。エイの組み手で親指を立てた状態にして、頸椎の両側の少し盛り上がった筋にあて、下から上に小さく回しながら指圧を行ないます。

2

天柱のツボを、ゆっくりやさしく指圧します。

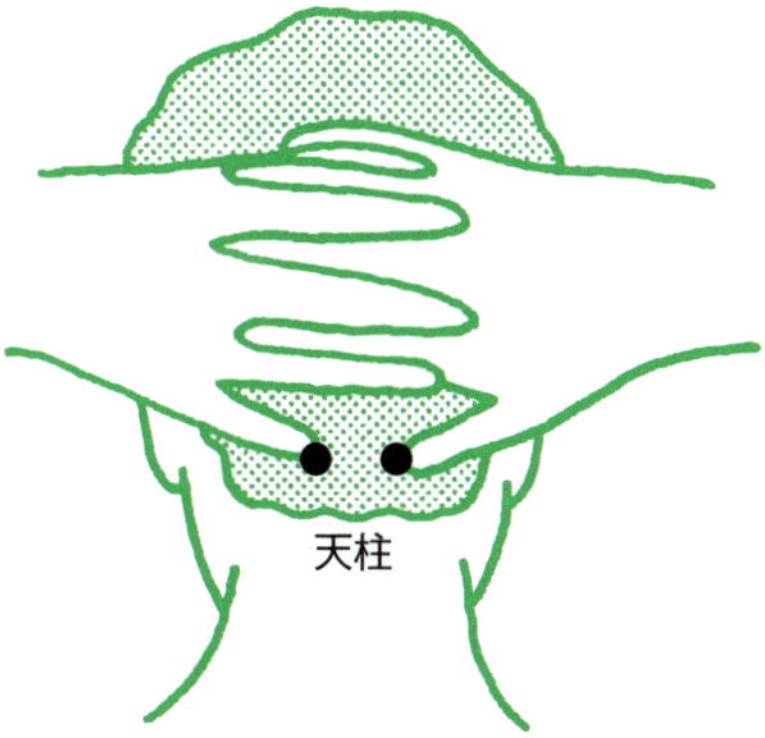

風池のツボと頭皮全体を刺激

1

手をエイに組んだままで、天柱から指１本分外側にある風池を、ゆっくりやさしく指圧します。

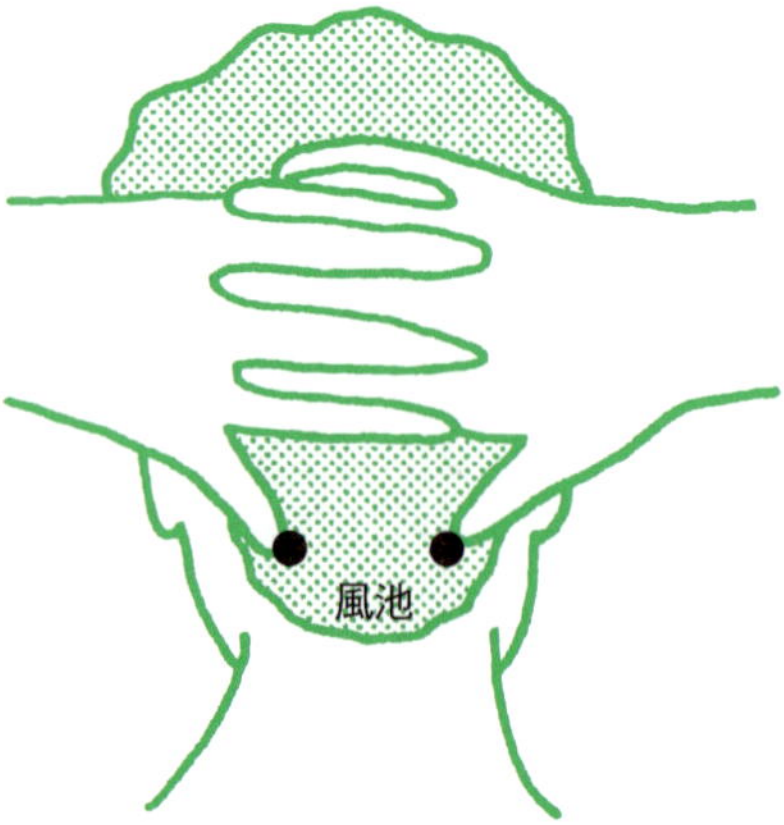

2

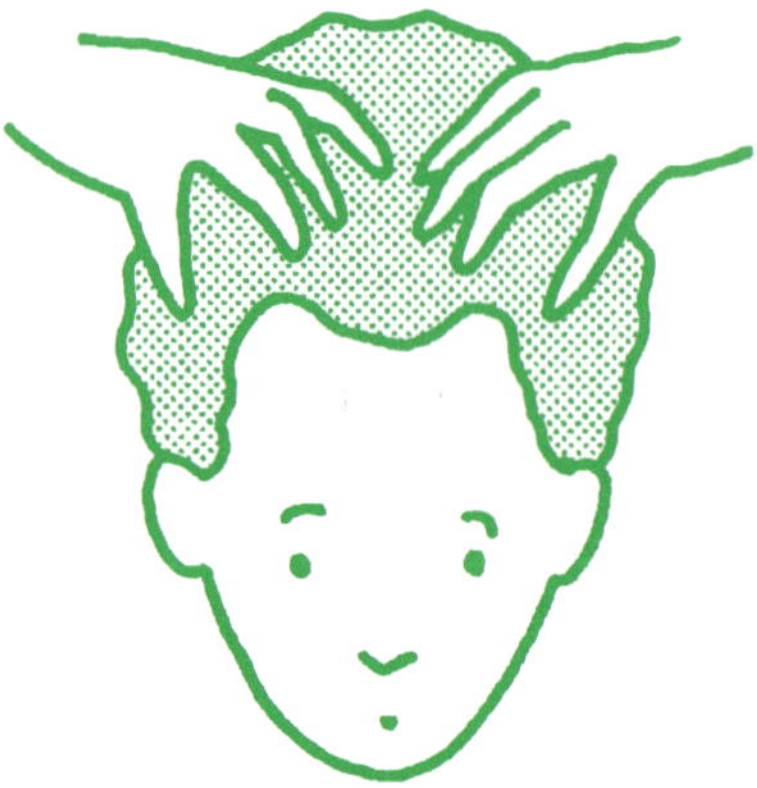

十分に刺激したら組んでいた指をほどき、すべての指頭を頭皮にぴったりとあて、全体を圧迫します。周りから頭頂部に向かって、押しこむように細かく指圧を加えます。

髪を軽く引っ張る

髪を引っ張ることも、頭皮への刺激になります。
髪の毛をまとめて引っ張れば、抜けることはありません。

指を広げて、髪の中、頭皮近くに差し入れ、指を閉じて髪をしっかりはさみ、３～５秒間引っ張り上げたら手を離します。手の位置を少しずらしながら毛先に移動し、頭全体に同じ動作を行います。

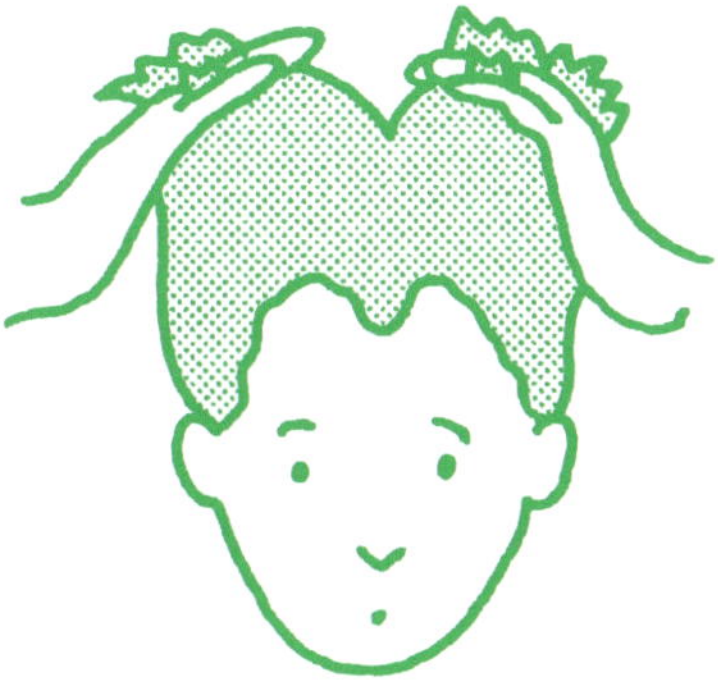

正中線上をもむ

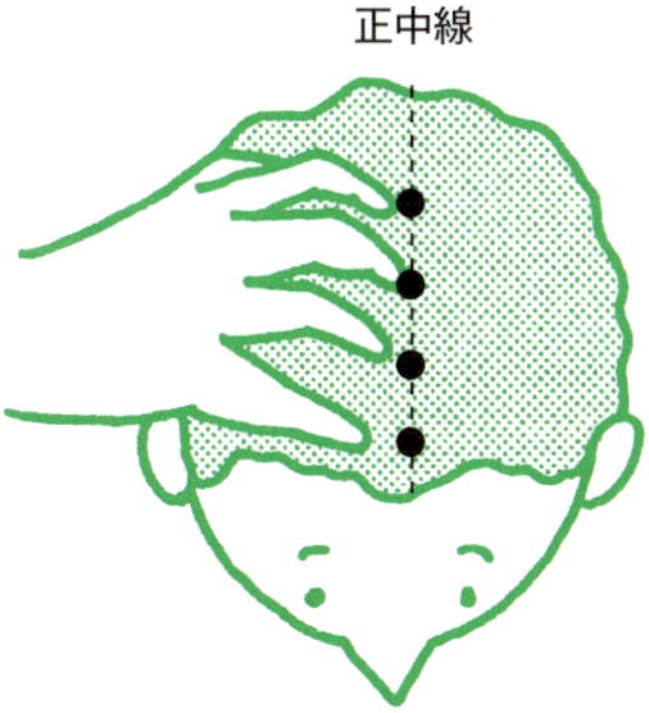

利き手の小指を生え際の正中線上に置き、親指以外のほかの指は１cmほど離します。指頭で圧迫しながら３～５秒間円を描くようにもみます。これを数回くり返します。そのまま指を４本分後ろに移動させ、同じようにもみます。

側頭部の縫合ラインを圧迫

耳の上に位置する側頭骨とその前にある蝶形骨が結合する「縫合ライン」は、反射ポイントが並んでいる反射ゾーンです。ここを集中的に圧迫します。

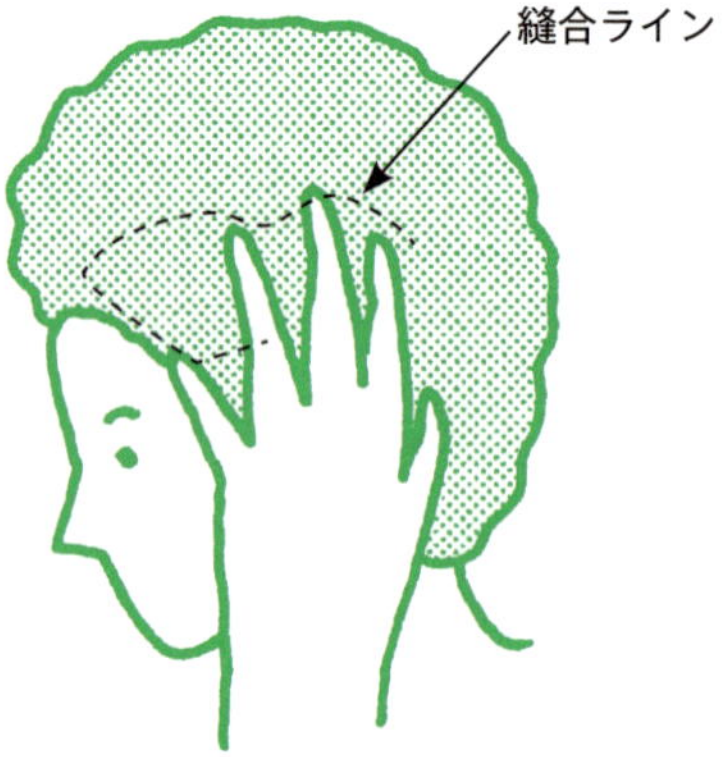

指を開いて縫合ラインにあて、小さな円を描くように押し動かします。最後に指圧も行なってください。しこりや痛みを感じる部分は入念に指圧しましょう。

生え際ラインを指圧

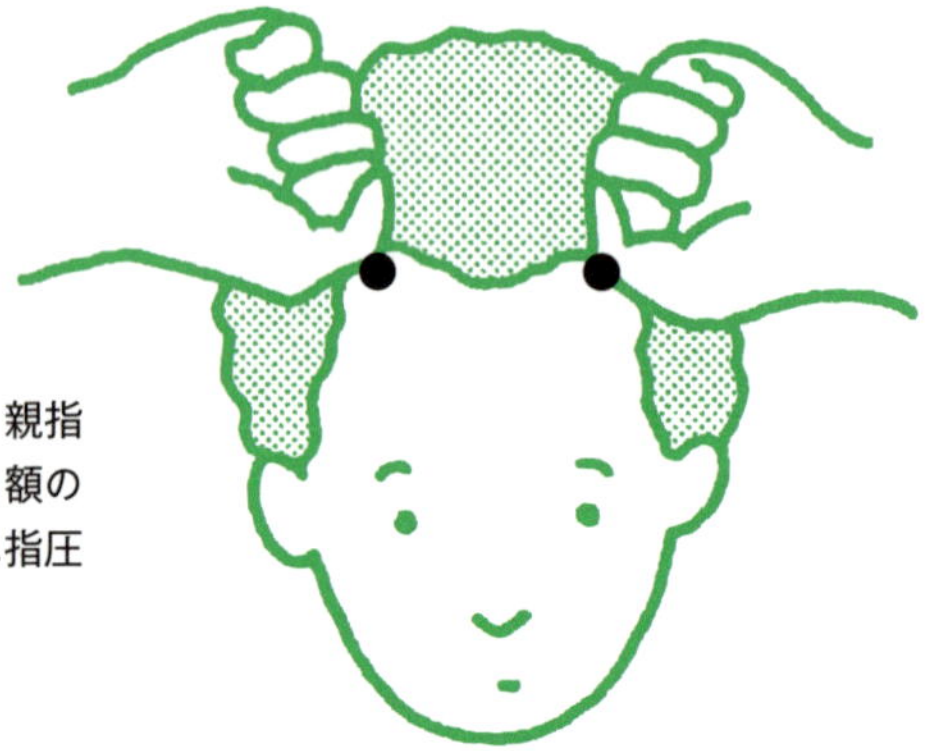

両手をサザエの手形にします。親指の関節で額の生え際の中心から額の両角まで小さな円を描くように指圧します。

百会のツボ周辺を指圧

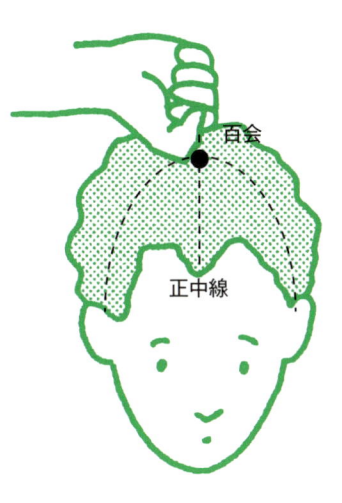

利き手をサザエの手形にして、親指の関節で、正中線と、耳から耳へのラインの交わった部位（百会）と、その周辺をゆっくりと指圧します。最後にすべての指先の力を抜き、頭全体を軽くたたいて刺激を与えます。

頭皮を持ち上げ、緊張をゆるめる

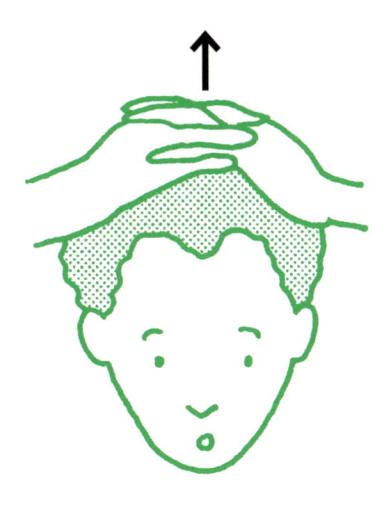

エイの組み手で手のひらを頭皮にしっかりと密着させ、頭皮を持ち上げてはゆるめることを、数回くり返します。
最後に、指先で髪をとかすようにして頭皮をなでます。このとき、頭から緊張が抜けていくのを感じてください。

足のツボを刺激

髪によいツボは足にもあります。

足の内側にある、水泉（すいせん）、大鐘（だいしょう）、交信（こうしん）、築賓（ちくひん）、陰谷（いんこく）のツボを親指で十分に指圧します。ツボに沿って亀の子タワシでこすりあげるのも有効です。

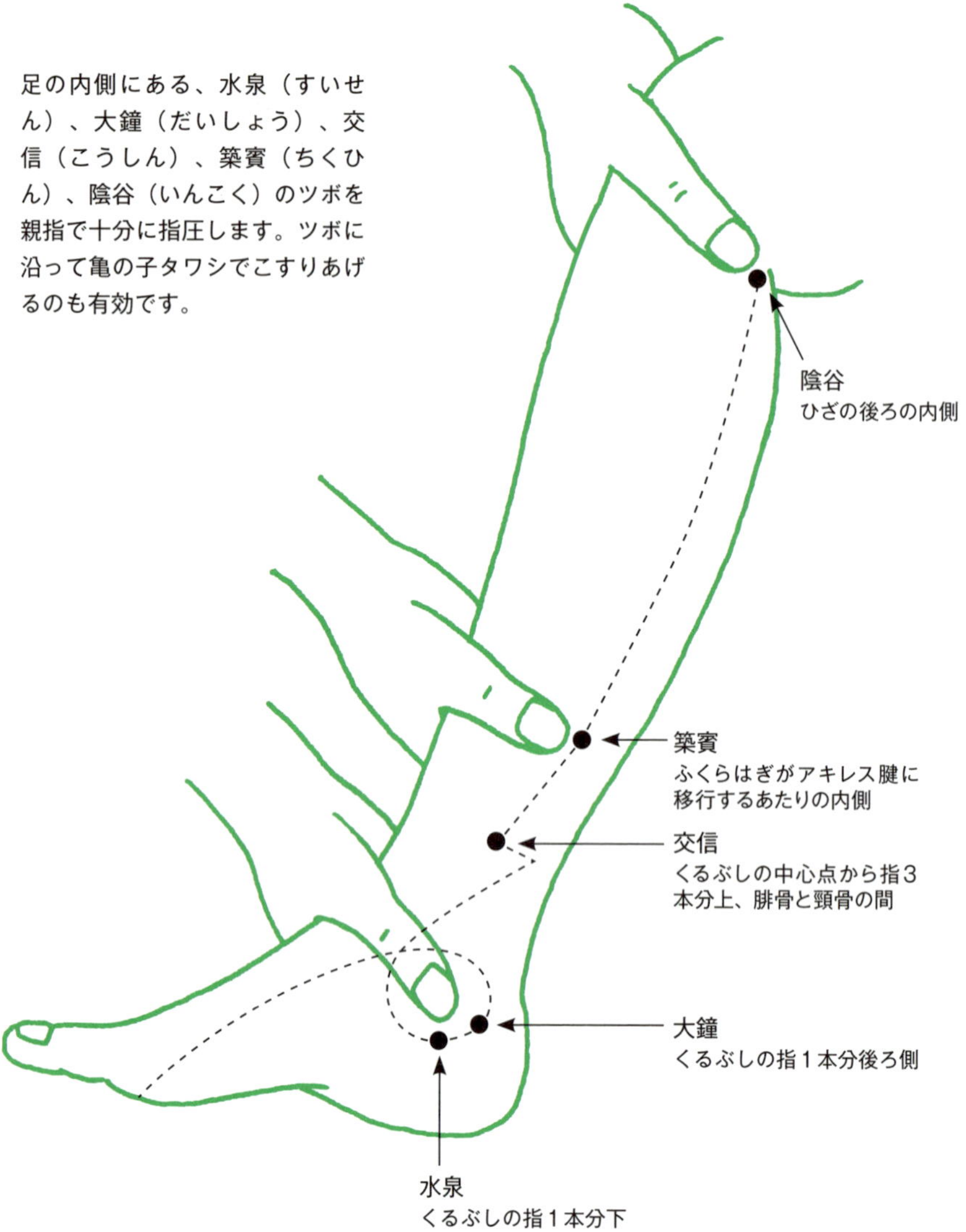

TOHATSU antiageing

育毛のために積極的にとりたい食品

日々の生活の中でも、とりわけ大事なことのひとつが食事です。

毛髪は、私たちの体である皮膚の一部です。偏った食事を続けていると、抜け毛の量が増えたり、髪の毛の状態が悪くなることは経験的に知られています。ぜひ、食事にも気を配ってください。

たんぱく質

髪の毛のために、もっとも大切な栄養素です。**髪の毛はケラチンというたんぱく質でできており、18種類のアミノ酸が結合しています。**中でも多いのが硫黄を含んだシスチンというアミノ酸で、毛髪を燃やすと硫黄のようなにおいがするのはこのためです。

一方、トリプトファン、リジン、フェニルアラニン、スレオニン、バリン、メチオニン、ロイシン、イソロイシン、ヒスチジンの9種類は体内で作ることができない必須アミノ酸なので、食事でしっかりとる必要があります。

必須アミノ酸のどれかひとつでも不足すると、ほかのすべての必須アミノ酸がそれに応じて効果的に働かなくなってしまいます。

1日に必要なたんぱく質は90gですが、ぜひ、さまざまなアミノ酸がたっぷりとバランスよく含まれる食品をとるようにしてください。

【たんぱく質を多く含む食材】

大豆、オートミール、レバー、卵、肉類、魚類など

ビタミンA

アミノ酸が体の中でしっかりと働く（代謝や合成）ために欠かせないのが、ビタミンとミネラルです。これらもしっかりととりましょう。

ビタミンでは、ビタミンA、ビタミンB群がとくに重要です。

ビタミンAが不足すると、皮脂の分泌が減り、汗腺の働きが衰えて、皮膚表面の角質層が厚くなります。不足が長く続くと皮膚のうるおいがなくなり、毛髪は乾燥しやすくなります。そして、毛が途中で折れたり抜けやすくなったりということになるのです。

ただし、ビタミンAは脂溶性ビタミンであり、大量にとりすぎると（1日5000IU以上を3カ月以上）、レチノールという成分が肝臓に蓄積されて脱毛を起こすことがあるので、注意が必要です。

［ビタミンAを多く含む食材］

肝油、うなぎ、卵、レバー、小松菜・ニラ・にんじん・かぼちゃなどの緑黄色野菜など

ビタミンB

ビタミンB群（B_6、B_2など）には、皮膚の新陳代謝や細胞活性を助ける働きがあります。

とくにビタミンB_6が不足すると、たんぱく質の代謝に異常が起こりやすくなり、また皮脂の分泌が多くなって脂漏性脱毛症の原因にもなるので注意が必要です。

［ビタミンB群を多く含む食材］

米ぬか、小麦胚芽、牛レバー、チーズなど

ミネラル

ミネラルは、体内で生成することが不可能な栄養素です。

野菜などの食材を通じて自然に摂取できるものでしたが、近年は土壌のミネラルが不足して

とりたい食品

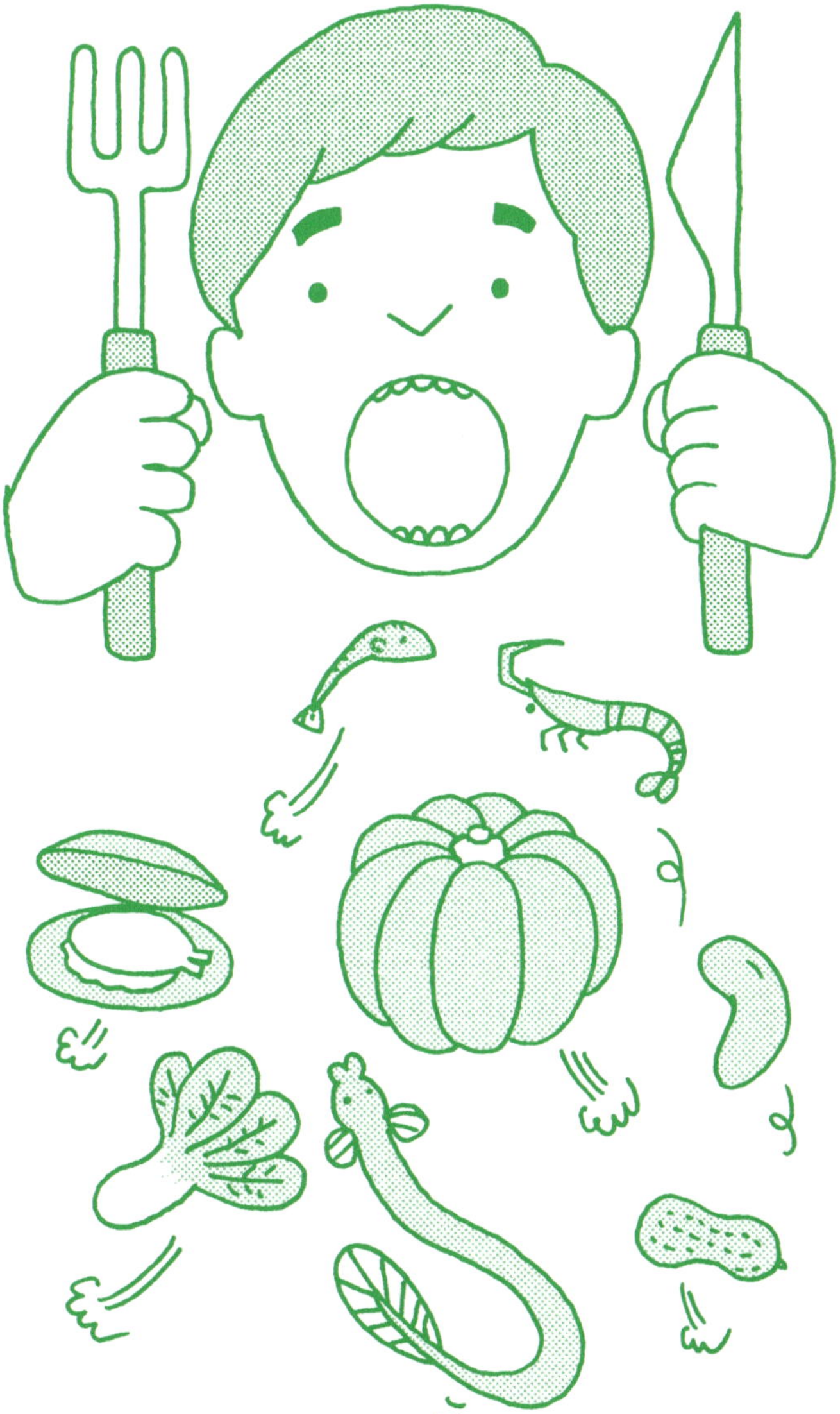

いることから、慢性的に不足傾向にある人が多いといわれていますので、意識的にとりましょう。

まず**亜鉛は、たんぱく質の合成に欠かせません。**また、体内の化学反応に必要な酵素は3000以上あるといわれていますが、その中でも亜鉛により活性化される酵素は300以上もあり、とくに新しい細胞を作るのに必要です。

亜鉛の必要量は1日15mgです。不足すると、舌の味を感知する細胞が減って味覚障害になったり、傷の治りが遅くなったり、円形脱毛症、脱毛が起こったりします。

【亜鉛を多く含む食品】

牡蠣、しょうが、牛ひき肉、ラムチョップ、干しえんどう、ナッツ類、はまぐり、たら、小えび、たらばがに、ココアなど

銅が不足すると、正常な髪の毛が育ちにくくなり、抜け毛や白髪が増え、髪が弱くなってしまいます。とくに銅は亜鉛とのバランスが大事であり、亜鉛8・5対銅1の比率でとるとよいとされています。

【銅を多く含む食品】

牡蠣、ブラジルナッツ、大豆レシチン、ごま、アーモンド、サフラワー油、くるみ、そば、牛レバー、ピーナッツ、肝油、ライ麦など

カルシウムが不足すると、精神的なストレスに弱くなり、ストレスが原因で起こる脱毛を悪化させます。

女性の場合、骨粗鬆症《こつそしょう》対策のためにも、不足を招かないようにしたいものです。

【カルシウムを多く含む食品】

干しえび、煮干し、うるめいわし、ひじき、ごま、どじょう、青のり、ナチュラルチーズ、脱脂粉乳など

TOHATSU antiageing

髪のためにできれば避けたい食品

刺激物

唐辛子やこしょう、わさびなど刺激の強い香辛料は、なるべく控えるようにしてください。激辛カレーやラーメンなども同様です。

刺激の強い食品をとりすぎると、皮脂腺の働きが活発になり、このことが髪の毛の成長を妨げ、脱毛を促進するリスクとなります。

また、直接の関係はないものの、コーヒー、コーラ、チョコレートなどに含まれるカフェインにも注意が必要です。

カフェインを摂取すると眠気が吹き飛ぶなどの効能が得られますが、これは自律神経のうちの交感神経が刺激されているからです。

適量であればまったく問題はありませんが、コーヒーを１日に何杯もがぶ飲みするなど、大量のカフェインを持続的にとっていると交感神経の過度な緊張が続きます。

このことは自律神経のバランスを狂わせ、毛細血管の働きを悪くします。これは結果的に、皮膚や髪の毛にも悪影響をおよぼすと考えられるのです。

一方で、ドイツのイエナ大学のエルスナー教授は「ハゲを治すにはコーヒーが効果的」と発表しています。

コーヒーは男性ホルモンのテストステロンの分泌を抑えることができるかもしれないということですが、効果を得るためにはカフェインを含む頭皮料を頭皮に塗ることで、直接飲む場合は「１日60～80杯のコーヒーが必要」とあります。カフェインの致死量は3～10gですので、コーヒーなら75杯ほどになるのです。

この方法は現実的ではありませんので、コーヒーが好きな方もアメリカンで1日2～3杯ぐらいまでとし、胃を荒らさないようにしたほうがいいでしょう。

塩分

体内に塩分が過剰になると、組織の機能障害を起こし、高血圧や動脈硬化を引き起こしやすくなります。動脈硬化になると血栓などができやすくなり、血流が悪化し、体のすみずみにまで血液が巡らなくなります。

頭皮はただでさえ血液が届きにくいので、こうしたことが髪の毛によくないことは容易に推察できます。

米国では、塩分を制限しただけで抜け毛の数がぐんと減った、という報告もあります。

塩分は味噌汁の味つけを薄くしたり、漬物を控えるなど調理の工夫でけっこう減らすことができます。調味料に酢やビネガー、レモンなどを利用するのもいいでしょう。

また、血圧が高めの人は早めに医師に診てもらうべきです。軽症の高血圧であれば、食事療法と運動で改善します。

糖分

甘いものなど糖分のとりすぎは、糖尿病をはじめとした生活習慣病の温床となります。

糖尿病になると血管がもろくなり、このことが全身の血流や血液から栄養をもらう臓器に悪さをします。当然、髪の毛にもよくない影響をおよぼすと考えられます。

また、糖分を過剰に摂取すると、糖質は肝臓で脂質へと変わり、過剰な皮脂の分泌を引き起こします。

この**過剰な皮脂が毛穴にたまり、脂栓になると、毛穴をふさいで抜け毛の誘因になるのです。**

アルコール

お酒は適量であれば、ストレスの解消になるうえ、血行をよくしてくれます。ですから、髪の毛にとってとくに問題があるわけではありません。

しかし、**飲みすぎは肝臓を傷めたり、飲みすぎると、ビタミンB_1を消費してしまうため、髪の毛に栄養がいきわたらなくなってしまいます。**

お酒を飲むときは適量にとどめるとともに、ビタミンB_1の多いレバー、豚肉、豆類、緑黄色野菜などとともにとること。また、週に1日は必ず休肝日を設けるようにしましょう。

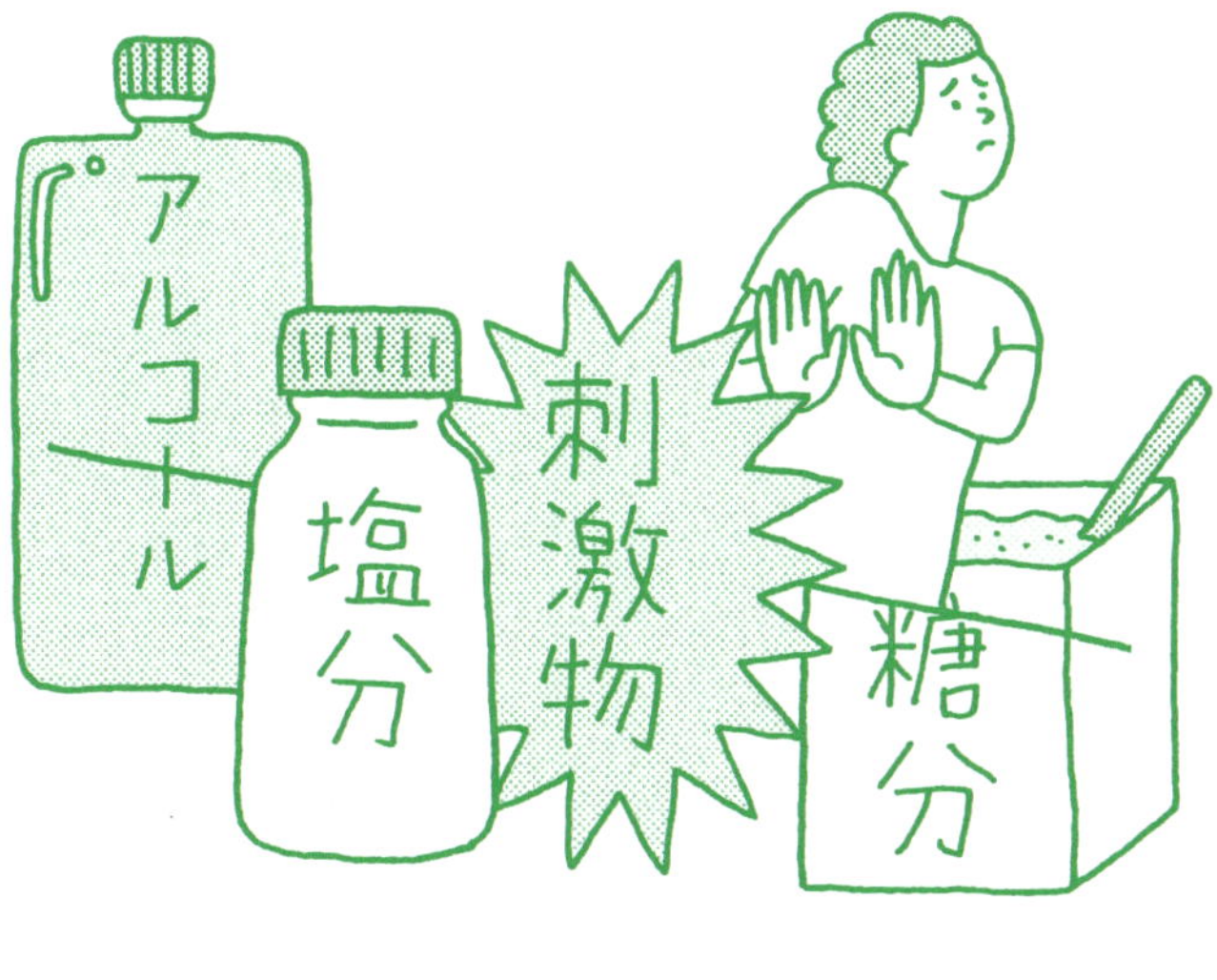

TOHATSU antiageing

ハゲるNGな生活習慣

紫外線

「紫外線は有害であり、がんを誘発する恐れもあるので、絶対に避けることが大切」というのが現在の美容常識です。

とくに夏場の強い紫外線は、髪のケラチンを破壊し、キューティクルがめくれて、浮き上がります。

髪の毛は紫外線によって傷めつけられると、ちょっとこすれただけでキューティクルがはがれ、髪の毛のうるおいを保つたんぱく質や脂質がシャンプーの際に溶け出しやすくなり、髪は変色したり、かさついたりして強度が低下し、抜けやすくなります。

頭皮が日焼けして炎症を起こしたり、日焼けした箇所の毛母細胞がダメージを受けると、抜け毛や薄毛をまねきやすくなります。

天気のよい日に外に出るときは、しっかり帽子をかぶりましょう。

タバコ

タバコの影響によってハゲになるリスクは高くなるか、というようなデータは、残念ながらありません。

ですが、ヘビースモーカーは皮膚の水分量が少なくなるため、うるおいがなくなり、肌はカサカサしてハリがなくなり、肌荒れが起こったり、フケが多くなったりしてしまいます。

皮膚の状態が悪化すれば、その分、抜け毛が多くなります。

また、タバコを吸うことにより血流が悪くなることが知られていますが、頭皮への血流が悪くなれば、栄養の補給も途絶えがちになり、丈夫な髪の毛が作られなくなってしまいます。

便秘

便は食べ物の残りカスとともに、体の老廃物の多くを排出する「毒出し（デトックス）」の役割をしています。

便秘になると、老廃物が体にたまってしまうので体の新陳代謝が悪化します。

また、腸は1本の管でつながれているので、便秘がちになると胃の働きもにぶり、消化力も衰えます。その結果、髪への栄養供給がままならなくなってしまうことがあるのです。

睡眠不足・過労

自律神経は、体を護る免疫機構などのシステムを正常に働かせるために欠かせない役割をしています。睡眠不足になると、この自律神経の働きが崩れます。

通常、よい睡眠がとれているときは、自律神経のうちの副交感神経が優位に働いています。この副交感神経の働きのおかげで、細胞の修復が行なわれています。

髪の毛を作りだす毛母細胞も例外ではなく、十分なよい睡眠をとることは、髪の毛の健康のためにも欠かせません。

また睡眠不足が続くと、男性ホルモンの分泌が活発になることも明らかです。

さらに悪いのが過労で、体力も精神力も憔悴《しょうすい》しきった状態では、生命を維持するのが精いっぱいで、新たな細胞を作ることができません。過労を防ぐためにも、栄養をしっかりとって、十分な休息をとることが必要です。

TOHATSU antiageing

ヘアスタイルを工夫する

本章の最後に、カットとスタイリングの方法を少し工夫するだけで、ボリュームが自然とアップするヘアスタイルをご紹介しましょう。

額の広さが気になる場合
→前髪を短めにカットしてまっすぐ下ろす

額の広さが気になる方の場合、前髪を左右に分けると、かえって額の広さを強調することになってしまいます。

そこで、前髪は眉にかかる程度にカットして、まっすぐ下ろすスタイルをおすすめします。このようにすると、額自体が目立ちません。

具体的な方法ですが、つむじから毛の流れに沿って前髪を額に下ろすようにしてとかし、セット力が強めのスタイリング剤を毛先を中心につけます。

スタイリング剤は、オイル系のものを使うと、髪の毛が束状になって額が透けてしまうことがあるので、ドライな質感のものを選んでください。

頭頂部が薄い場合
→頭頂部の髪の毛を短めにカットし、根元から立たせるようにする

頭頂部を周囲の長い毛で隠そうとすると、かえって薄い印象になってしまいがちです。

そこでおすすめなのが、髪が軽く立つ程度に頭頂部の髪の毛を短めにカットする方法です。

額の広さが気になる場合

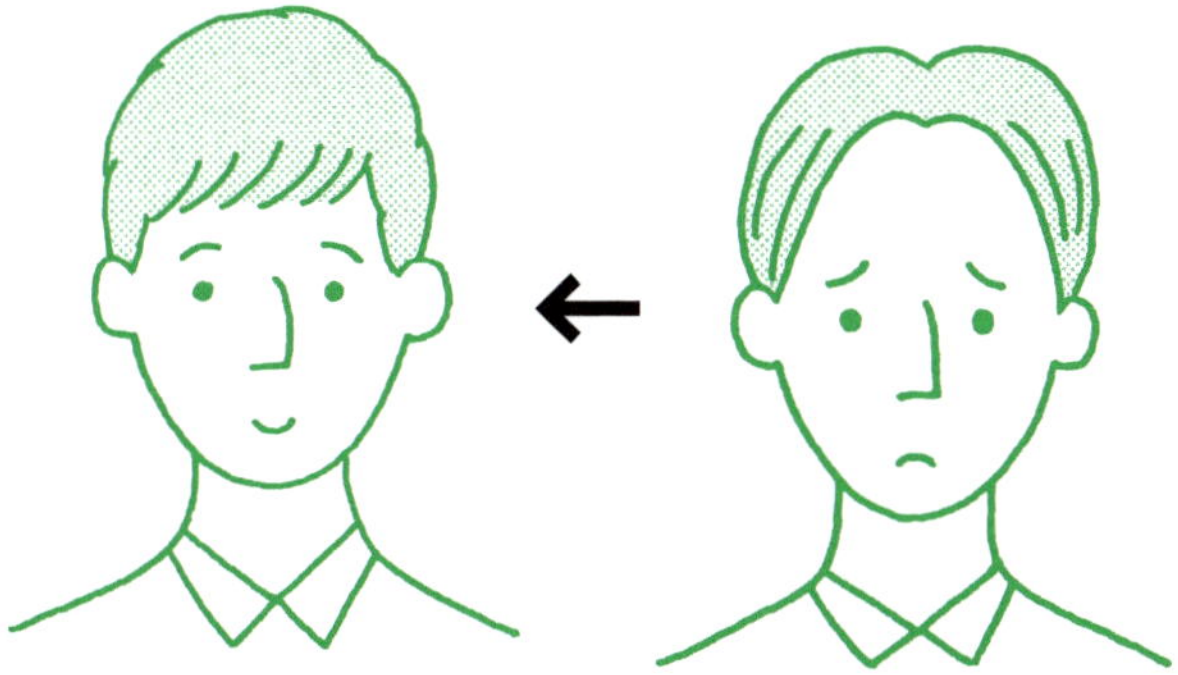

頭頂部が薄い場合

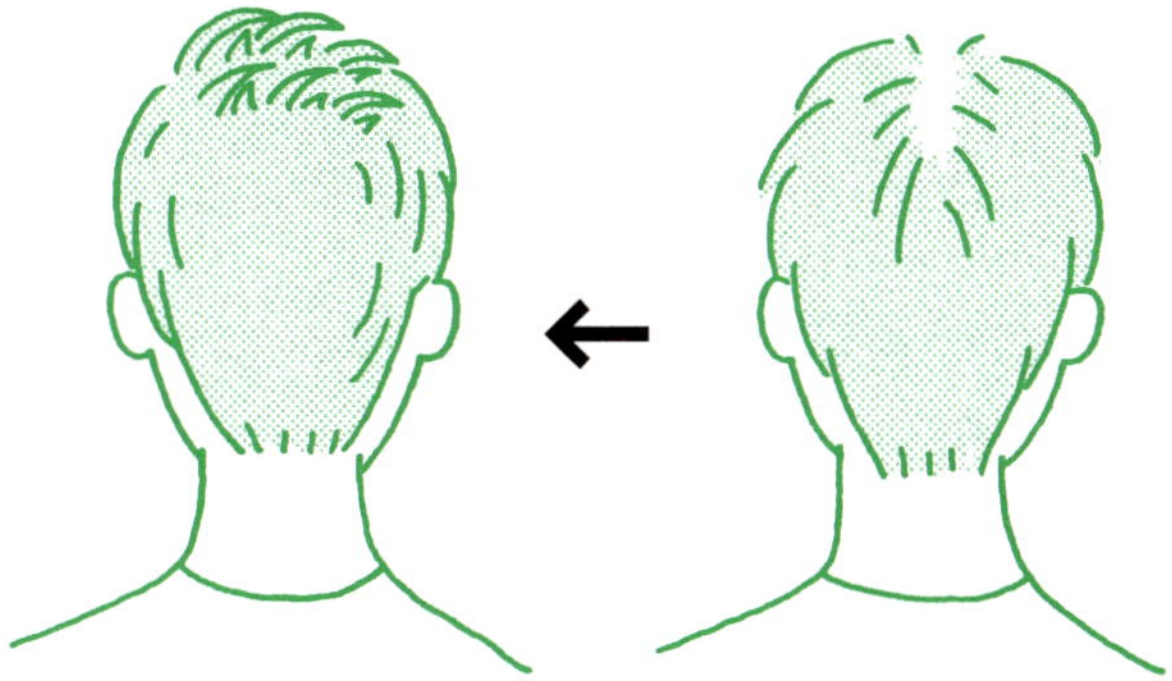

つむじが薄い場合

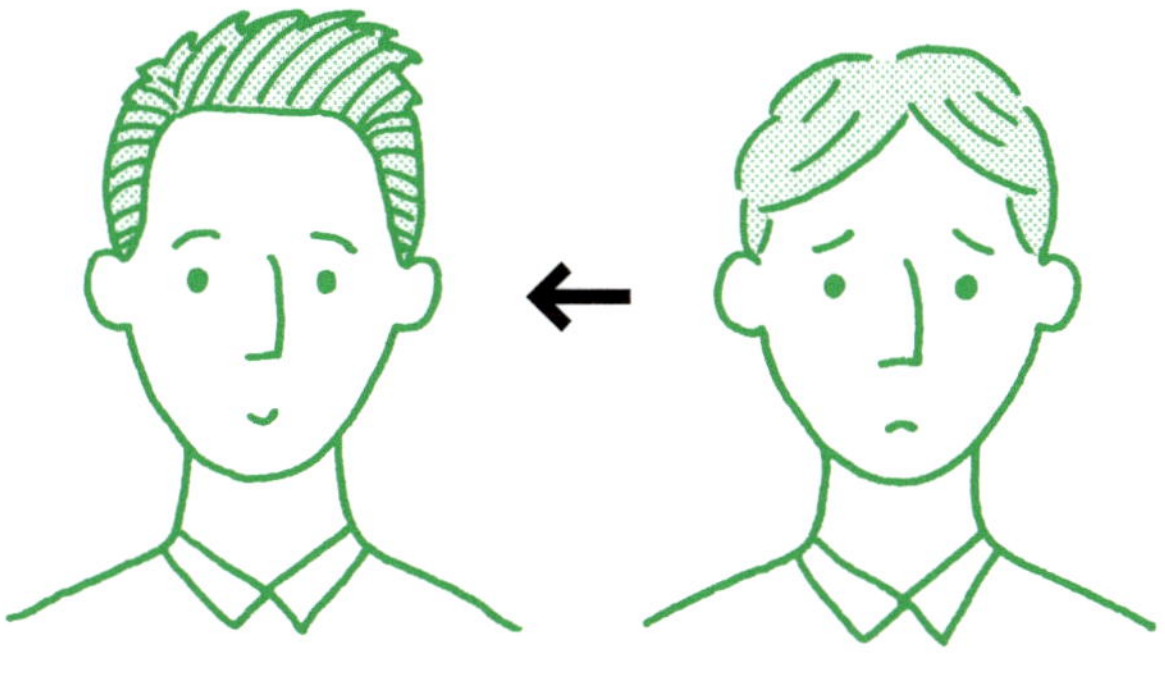

ところどころに短い毛を作ります。

こうしておくと、短い毛が支えとなって頭頂部の髪の毛が立ち上がりやすくなります。前髪も、短くした頭頂部の髪の毛となじむように、短めにカットします。

スタイリングは、髪をぬらして前からドライヤーの風をあて、根元から立たせるようにしてクセづけます。

乾いたら、頭頂部の髪の毛の根元近くから毛先にかけて、セット力の強いスタイリング剤をつけて、髪の毛を立たせます。

このとき、周囲の髪の毛を中央に向けて立たせるとよいでしょう。

前髪にもスタイリング剤をつけて、頭頂部の髪の毛となじませます。

つむじが薄い場合
→分け目を変える

つむじが薄い場合は、分け目を逆側に変えてみましょう。自然な毛流れになるようカットすることで、根元が立ち上がりやすくなり、ボリュームがアップします。

スタイリングも重要です。まずは分け目から髪を斜め後ろ方向にとかして、つむじ部分をカバーします。次に、つむじがやや下にあるつもりで円を描くように、自然な毛流れを作ります。

こうした毛流れを作ると、本来のつむじ部分をごく自然にカバーできます。

最後に、全体にスプレーをかけて毛流れをキープしたら、完成です。

第6章

育毛剤・発毛剤と髪治療最前線

TOHATSU antiageing

育毛剤と発毛剤の違いと選び方

何度もお話ししているように、薄毛・脱毛対策としては、日々の生活習慣が大事です。ただし、薄毛がすでに進行している方の場合、育毛剤や発毛剤を含めた治療的手段についても、選択肢に入ってくるでしょう。

そこでこの章では、育毛剤や発毛剤を含む、さまざまな薄毛、ハゲ治療についての最新情報をご紹介します。

まずは、多くの人が高い関心をもたれる育毛剤と発毛剤です。89ページで紹介したように、私もマッサージシャンプーの中で、シャンプー後に育毛剤（養毛剤）や発毛剤（発毛促進剤）を使用することを推奨しています。

育毛剤などを使いながら、新たに軽いマッサージやストレッチを加えることでより、頭皮が元気になり、育毛、発毛をサポートするのは確かだと思います。

ただし、この際に使う育毛剤や発毛剤の選び方が問題です。非常に多くの商品があり、「何を使ったらいいかわからない」という声が多数、寄せられています。

そこでどのようなものがあるか、どの商品を選べばいいか、解説していきたいと思います。

育毛剤は育て、発毛剤は生やす

まず、育毛剤、発毛剤の違いから説明していきましょう。両者は厳密にいうと違う意味です。

育毛剤というのは「現在、生えている頭髪をいかに護り育てていくか」という観点で作られたもので、**発毛剤はそのものズバリ「毛を生や**

す薬」ということになります。

円形脱毛症などのように、うぶ毛もなくなったところから生えてくる場合を「発毛」といいます。

男性型脱毛症のような場合は、見た目はハゲていても、実際にはうぶ毛が生えているので、このうぶ毛を育てていくということで「育毛」ということになりますが、厳密な区別がないので、発毛も育毛も混同して使われているのが現状です。

医薬部外品でも効果は十分期待できる

なお、市販の育毛剤や発毛剤には、病気の治療に用いる「医薬品」として認可されているものと、医薬品と化粧品の中間的な分類に相当し、治療ではなく予防に重点をおく「医薬部外品」がありますが、ほとんどが後者の医薬部外品になります。

ただし、医薬部外品でも、きちんとしたメーカーが製造しているもので、自分に合うものを使用法を守って使えば、効果は十分に期待できます。頭皮の血行を促進する成分、毛母細胞を活性化する成分、男性ホルモンを抑制する成分など、髪の毛を元気にする成分が含まれているからです。

ただし、選ぶ際は、脱毛の原因に応じたタイプのものを選ぶことが決め手になります。

また、経験的には、シャンプーと育毛剤はセットで使うほうが効果的です。

ただし、髪の毛にはヘアサイクルがあるため、育毛剤や発毛剤の効果を実感するには、数カ月から半年ほどかかります。まずはひとつの商品を使い、半年は浮気しないでじっくり使い続けることが大事です。

また、メーカーによっては男女共用のものと男性用と女性用を区別しているものもあります。不明な点は理美容師や薬剤師に聞くと、的確なアドバイスをもらえます。

TOHATSU antiageing

育毛剤・発毛剤の髪に効く成分

育毛剤や発毛剤に含まれる「髪を育てる成分」は「血行をよくする成分」「男性ホルモンを抑制する成分」など、頭皮にどう作用するかによって分類されています。

次の分類を参考に、自分の頭皮に合うものを選びましょう。

育毛効果が医学的に立証されている成分

育毛効果が医学的に認められている成分で、医薬品に含まれるものと、医薬部外品に含まれるものとがあります。

ミノキシジル、セファランチン、ヒノキチオール、センブリエキス（スウェルチノーゲン、スウェルチオール）、モノニトログアヤコールナトリウム、ペンタデカン酸グリセリド、モノステアリン酸ポリオキシエチレンソルビタン、ジアルキルモノアミン誘導体など

頭皮の血行を促進する成分

頭皮が硬くなっていたり、頭皮の温度が低くて血行不良が起きているタイプの薄毛に向いています。

トウガラシチンキ、ショウキョウチンキ、センブリエキス、ニンニクエキス、山椒《さんしょう》、塩化カルプロニウム、ミノキシジル、セファランチン（白薬子《びゃくやくし》エキス）など

毛母細胞を活性化する成分

毛母細胞に働きかけて新陳代謝を高める成分で、髪にコシがなく、薄毛や細毛が増えてきた人向きです。

プラセンタエキス（胎盤エキス）やD-パンテノールなどを配合し、刺激を弱めるためにアルコール分を控えた女性向けのものもあります。

塩化カルプロニウム、ペンタデカン酸グリセリド、アデノシン、t-フラバノン、6-ベンジルアデニン（サイトプリン）、ソフォラ抽出エキス、カミツレ花エキス、アルニカエキスなど

男性ホルモン抑制成分

男性型脱毛症に効果がある女性ホルモンです。副作用を抑えるために、配合量が決められています。

遺伝からくる薄毛の可能性が高い人や、体毛が濃い人に向きます。

エチニルエストラジオール、スピロノラクトン、ジエチルスチルベストロール、サイプロテロンアセテート、フィナステリド（飲用）など

皮脂を抑制、除去する成分

皮脂が多く、頭皮がべたつく人に向きます。

塩酸ピリドキシン（ビタミンB_6）、グリチルリチン酸ジカリウム、レシチン、何首烏《かしゅう》エキス、オドリコ草エキス、硫黄など

フケを押さえて髪を育てる成分

発毛を阻害する雑菌の繁殖を防ぎ、フケを止める、頭皮を清潔にするための成分です。

レゾルシン、ビタミンE、イソプロピルメチルフェノール、サリチル酸など

TOHATSU antiageing

男性型脱毛症治療の最前線

育毛剤、発毛剤の中には、医薬品として承認されているものもあります。

承認とは、日本の薬事法に基づいて、品質・有効性・安全性の確認がなされているもので、広くクリニックなどの医療機関で実施されている治療法といっていいでしょう。

ただし、どんな人にも効果があり、たちどころに毛が生えてくる治療法はありません。薄毛が進行している方には魅力的にうつりますが、薬や植毛などの施術には副作用もあります。

また、基本的にはどのような治療法も健康保険はきかず、自費による診療になり、長期に治療を受ければ、その分費用もかかります。

こうしたことをきちんと理解したうえで、正しく利用する必要があります。

プロペシア錠（フィナステリド）

プロペシアは、２００５年末に万有製薬（現ＭＳＤ）より発売されている**男性型脱毛症の進行遅延剤**です。

もともと前立腺肥大症や前立腺がんの治療のために開発、使用されてきましたが、服用していた患者さんの中に「毛髪が濃くなる」という意図しない薬効が表れたことから研究が進み、男性型脱毛症用の薬になりました。

「強く推奨される」治療法

２０１０年4月に日本皮膚科学会が発表した「男性型脱毛症診療ガイドライン」では、皮膚科で治療を行なう際、推奨度Aの「行なうよう強くすすめられる」とされている治療法は、このプロペシアと、次項のミノキシジル（外用のみ）となっています。

すでに申し上げたとおり、男性型脱毛症の原因としては、男性ホルモンの「テストステロン」と5α-リダクターゼが深く関与していることが明らかです。

プロペシアは、テストステロンと5α-リダクターゼの結合を抑制する働きがあり、結果として、脱毛の予防ができるというメカニズムです。

プロペシアは医療用医薬品ですので、医師に「男性型脱毛症である」と診断をつけてもらったうえで処方してもらうことができます。

興味がある方は、脱毛専門外来など脱毛に詳しい医師がいるクリニックで相談するとよいでしょう（ただし、日本では男性型脱毛症の治療は保険適応外のため、全額自己負担となります）。

3年で78％の育毛効果

プロペシアは内服薬で、毎日決まった量を服用します。3～6カ月で効果が得られるとされ、3年間の使用により薄毛の進行が止まった人が98％だったという報告があります。

また、育毛効果も期待されており、日本での臨床試験では半年の服用で48％の人に、1年で58％の人に、2年で68％の人に、3年では78％の人に毛が増える効果が得られています（ただしこれは、ヘアサイクルが短縮して毛の成長がストップしていたものが発毛してきたものであって、毛母細胞が再生して毛の数が増えたということではないと思います）。

6カ月以上服用しても効果が得られない場合は、処方を一時ストップすることとなっています。また、20歳未満での安全性や有効性は確立されておらず、未成年には使用できません。女性に対する適応もありません。

副作用は一般に少ないといわれていますが、胃部の不快感、性欲減退、性機能障害などが起こることがあります。とくに性欲減退については、実際に起こるとその悩みは深く、服用をやめてしまう人も少なくありません。

いずれにしても、医師から正しい情報を得たうえで、副作用があったらきちんと伝えながら、正しく服用していくことが大事です。

ミノキシジル

もともと血管拡張剤として開発された成分で、血圧を下げる降圧薬として使われてきました。

その後、薬の副作用として全身の多毛症を引き起こすことがわかり、頭皮に対しての外用薬としての臨床試験が実施されました。

結果、効果が認められ、米国で「Rogaine®（ロゲイン）」として製品化。頭頂部の薄毛対策（男性型脱毛症や加齢による壮年型脱毛症）の治療薬として承認されました。

「リアップ」シリーズが有名

形状としては、内服薬、塗り薬がありますが、日本では内服薬は認可されておらず、塗り薬のみの処方（医療機関にて）です。

一方、薬局で購入できる一般用医薬品（育毛剤）としては、大正製薬の「リアップ®シリーズ」が有名です。


加齢の影響によって起こる壮年型脱毛症に対し、発毛、育毛、脱毛の予防に効果があるとされています。


最初に登場した「リアップ」はミノキシジル成分が1％でしたが、2009年にはミノキシジルを5％配合した「リアップX5（男性用）」が発売されています。

女性用については、2005年に「リアップレディ」も発売され、その後「リアップリジェンヌ」も登場していますが、いずれもミノキシジルの配合量は1%となっています。

ミノキシジルの効くメカニズムについては、「毛乳頭細胞や毛母細胞の活性化」と説明されています。詳しいことはまだ明らかにはなっていないようですが、プロペシア錠とは明らかに薬理作用が異なるという点から、併用は可能であるといわれています。

ただし、ミノキシジルには、頭皮のかゆみなどの副作用やアレルギーもしばしばみられます。

ロゲインが発売された当初、頭皮の炎症などが起こる「ミノキ焼け」が話題になったこともありました。現在の「リアップX5」では、改良によりロゲインよりも炎症は少なくなっていますが、きちんと使用法を守ってください。

また、日本では未承認のミノキシジルの錠剤を個人輸入している人もいますが、副作用が起こった場合のことなどを考えると、非常に危険であると思います。

海外では、因果関係は不明ながらもロゲインの死亡例があり、また「リアップ」の発売（1999年6月）から2003年末までに循環器系の副作用が500例というニュースがあったことは、知っておくべきでしょう。

デュタステリド

デュタステリドは、近年、脱毛症で悩む方にもっとも注目されている薬といえるでしょう。

プロペシアと同様、前立腺肥大症の治療薬として開発された飲み薬です。日本では2009年に認可され、前立腺肥大で尿の出が悪い人が飲むと、前立腺も髪の毛も同時によくなるという副効用が確認されましたが、米食品医薬品局では男性型脱毛症治療薬として認可を与えるか否かはまだ未定です。現在は唯一、韓国において、男性型脱毛症治療薬として承認されています。

脱毛症の薬としての効果は、プロペシアよりも高いといわれています。

プロペシアはⅡ型の5α-リダクターゼしか阻害しないのに対し、**デュタステリドはⅠ型とⅡ型両方の酵素の阻害剤として働くことから、男性型脱毛症の原因物質であるＤＨＴ（ジヒドロテストステロン）が作りだされることを、より強く阻害する可能性が高い**からです。

実際に両者を比較した試験などで、プロペシアに比べて、より高い脱毛予防効果を示しています。

注目度は高いが未認可

しかし、残念ながら日本では、男性型脱毛症の治療薬としての承認は受けていません。

私の知り合いの60代の男性は、前立腺肥大で排尿がうまくいかず、治療薬としてこの薬を服用していましたが、服用して1週間後には効果があらわれ、排尿がスムーズに。抜け毛の量も、1日平均200本から1年後には60本前後に減ったと話してくれました（ただし、毛量が増えた感じはとくにないとのことでした）。

なお、このように、通常は前立腺肥大の患者さんのみに適応となる薬ですが、医師の責任において、脱毛症の患者さんに処方してくれる医療機関もあります。

ただし、副作用として勃起不全、性欲減退、射精障害なども報告されており、副作用はプロペシアよりも重いといわれていますから、医師と相談のうえ、慎重に服用するべきでしょう。

ミノキシジルと同様、個人輸入をすることはおすすめできません。

自毛植毛術

日本皮膚科学会の「男性型脱毛症診療ガイドライン」（2010年版）では、プロペシアとミノキシジルを1年以上使用しても十分な効果が得られない場合、「自毛植毛術」が推奨度Bの「行なうようすすめられる」としています。

自毛植毛術は、後頭部や側頭部など、男性ホルモンの支配を受けない領域の髪を頭皮ごと切り取り、ドナー（移植する部分への提供者）として気になる部分に再配置移植をするもので、基本的にハゲることなく、髪は生え続けます。

普通は、後頭部の毛を2～3㎝×10～15㎝切り取り、2500～5000本に株分けして、前頭部にグラフトごと植えていきます。

切り取った部分はきちんと縫い合わされますので、見た目にはほとんどわからなくなります。脱毛した部分が大きくて、1回で無理な場合は、2～3回移植手術を行ないます。

人によっては数日間痛みが残る場合がありますが、最新の手術方法では痛みが減ってきています。基本的には日帰りができるため、気軽に行なえるのも魅力といえるでしょう

人工毛植毛術

自毛ではなく、人工毛を植える方法です。

素材には、ポリエチレン・テレフタレート、ポリブチレン・テレフタレートなどがあり、好みのものを選ぶことができます。局所麻酔をしたあと、1本ずつ専用の針を使って、薄くなった部分の頭皮に植えこんでいきます。

1時間で500～800本ほどの植毛が可能といわれており、日帰り手術が可能です。自毛に比べると、広範囲の脱毛にも治療が行なえる点がメリットです。

ただし、植えた毛は伸びませんし、術後数日間は痛みや化膿が起こる恐れがあり、痛み止めや化膿止めを飲む必要があります。

また、1週間程度は洗髪することができません。さらに、人工毛は異物なので、拒絶反応が起こる恐れがあるなど、デメリットもあります。

研究途上の薄毛・脱毛治療

ハゲ、薄毛で悩む人は大変多く、新しい治療法の研究が世界中で行なわれています。

日本でも、まだ未承認ではあるものの、いくつか医療機関で実施している治療法があるので紹介します。

これらの治療法は、あくまでも研究途上の治療法といえます。

つまり、人によって効果にもばらつきがあると考えられるので、こうした点を理解したうえで施術を受けましょう。

細胞成長因子療法

HARG《ハーグ》液と呼ばれるヒト脂肪幹細胞から抽出した「幹細胞抽出タンパク」に、各種ビタミン製剤などをブレンドした薬液を使った治療法です。

幹細胞抽出タンパクには、毛髪を成長させる働きが期待されます。この液を、麻酔した頭皮に直接、注射し、成分を毛母細胞に作用させて毛髪を成長させる治療です。

この施術を行なっている医療機関でのみ、治療が可能です。女性の薄毛にも効果があるといわれています。

育毛メソセラピー

頭皮に注射器で直接、ミノキシジルやフィナステリド、複合ビタミン剤など、発毛に有効な成分を注入します。内服療法と併用することで、より発毛効果を高めることを期待します。

細胞成長因子療法と似ていますが、幹細胞抽出タンパクは含まれていません。

このため、作用はマイルドで、効果が出るまでに時間がかかるといわれています。

施術費用は細胞成長因子療法が1回あたり15万円を超えることが多いのに対して、育毛メソセラピーでは1万5千～5万円程度といわれています。

毛髪培養

毛髪培養とは、自らの脱毛症になりにくい後頭部の毛乳頭に集まる細胞を再生技術で培養し、約2万5000倍に増やして、これを薄毛の部分に移植する施術です。

自毛植毛の場合、後頭部の頭皮がドナーとなるので、移植できる量に限りがありますが、毛髪培養が実用化されればドナーに制限がなくなり、実質何本でも髪を増やせるという理論です。

現在、各国でこの毛髪培養の研究が行なわれており、日本でも聖マリアンナ大学や広島大学のグループが開発をすすめています。

ほかにも、血液や組織、骨髄液から万能細胞（幹細胞）を取り出し、培養して増殖させ、局所注入をして毛髪を成長させる治療もあります。

以上、この章では、育毛剤、発毛剤も含めたさまざまな外用剤、治療法を紹介してきました。

このほか、ここでは紹介しませんでしたが、かつらや増毛法などもあります。また、ネットを見ればあらゆる「薄毛・脱毛対策術」があることも事実です。

これまで説明してきたとおり、薄毛・脱毛は予防対策が肝心です。

頭の毛のすべてが脱毛してしまう全頭脱毛症や、薄毛がすすみ頭全体がハゲているように見える場合は、かつらや増毛法も選択肢となるでしょう。

TOHATSU antiageing

治療よりまずは予防を——自分の力でできることを続ける

さまざまな治療法をお伝えしてきましたが、読者の多くは、人工的な方法でなく、自力でなんとか進行を抑えたいというのが本音だと思います（サロンに相談にやってくる方々も、そのようにおっしゃいます）。

このような方には、毎日のシャンプー、マッサージ、さらに食生活などの改善をぜひ、地道にやっていただきたいのです。「今はフサフサだけど、将来、薄毛になるのが心配」という人にも、予防効果が期待できます。

そのうえで、「薄毛が進行してしまった」というときに、ほかの手段をどう選択するか（セルフケア以外の方法で）ですが、どの方法にも一長一短があり、どれを選ぶかは難しいのが現状です。

薄毛・脱毛の状態や原因をきちんと理解しないまま、「今すぐ毛を増やしたいから」と、安易に飛びついてしまうと、「高い金額を払ったのに、全然効果が得られなかった」ということにもなりかねません。

そのようなことにならないよう、**薄毛・脱毛に悩みはじめたら、まず、毛髪科学の知識を持つ専門家に診てもらいましょう。そのうえで施術を選びましょう。**そして、施術を開始してからも、日々の生活には気を配ってください。

すでに申し上げましたが、毛髪は皮膚の一部。頭皮はもちろん、全身を健康に保つことで、頭皮も髪の毛も元気になるのです。

お肌をケアするように、髪の毛をケアすることで、必ず、頭皮の健康はよみがえります。

第7章

頭髪の悩み なんでもQ&A

Q ハゲやすいタイプというのはありますか？

A ある程度、共通のパターンがあります

例外もありますが、男性型脱毛症の場合、なりやすい人にはある共通のパターンが見られます。一般的には、次のようなことがあげられます。

□家系にハゲている人が多い
□頭骨が張っている所がある
□ヒゲや体毛が濃い
□フケが多い
□毛先のとがった短い抜け毛が多い
□ストレスが多い
□食事の偏りが多い
□酒やタバコの量が多い
□ナイロンブラシを使っている
□シャンプーの回数が少ない
□糖尿病など健康上に問題がある

ただし、何度もお伝えしたように、遺伝以外は、食事や健康に気を配り、ストレスをためないようにして、正しいヘアケアを続けることで、予防と改善が可能です。

心当たりのある方は、本書を参考にぜひ、トライしてみてください。

Q マッサージシャンプーは、女性も同じやり方でいいのですか？

A もちろん、OKです

女性の場合、多くが加齢とともに発症する「女性型脱毛症」であると思います。

女性型脱毛症の場合、男性のようにハゲになるところまではいかず、薄毛のままです。しかしながら、そこは女性ですから、頭皮が白く目立ってくること自体、とても気になることなのです。

女性型脱毛症で悩みはじめる人は50代から急

激に増え、私のサロンにやってくる方もこうした人たちです（男女比でいうと半数が女性です）。

サロンでは月に1回施術（マッサージシャンプー）をしますが、毎日のケアはご自身でやっていただきます。

地道に続けていると薄毛の進行が止まり、中には前よりよくなった例もあります。ぜひ、早いうちから進行予防として、マッサージを励行しましょう。

ただし、シャンプー、マッサージの方法については、本書をよく確認してください。

ロングヘアの方で、髪をこするようにシャンプーする女性の話をよく聞きますが、シャンプーをしっかりしていれば、汚れはシャワーで流すだけできれいにとれます。

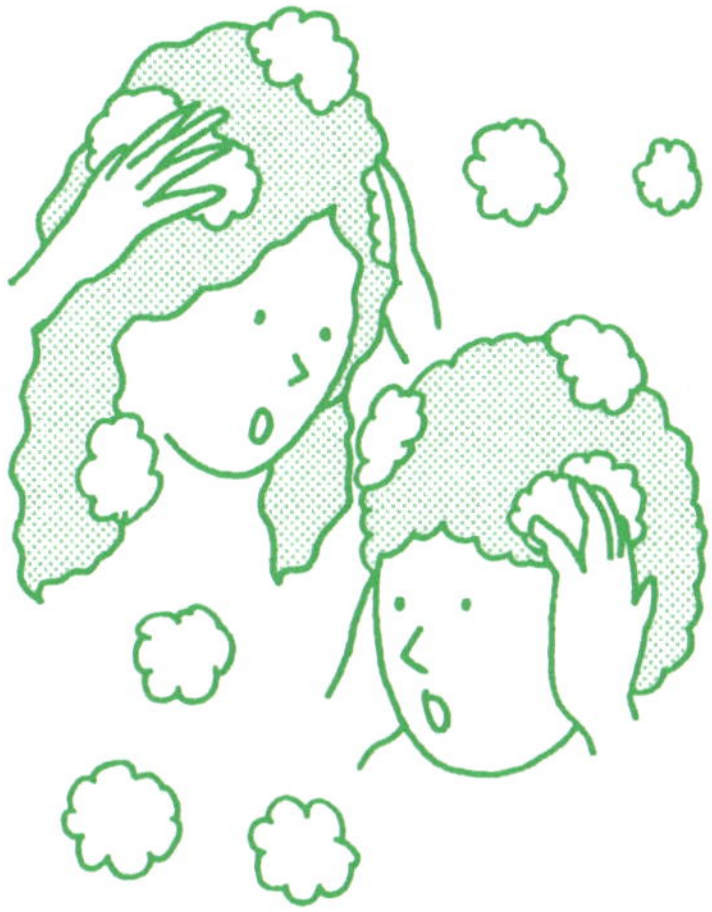

Q 頭のにおいで悩んでいます

A シャンプー剤を替えてみましょう

髪の毛のにおいは、本当に発している場合もありますが、実際にはにおっていないのに、におっていると思いこみ、悩む人も多くいます。

親しい方にかいでもらい、本当のことを言ってもらいましょう。実際ににおいをかがせてもらうと、まったくにおっていない場合がほとんどです。

においがある場合ですが、多汗症で頭に汗をかきやすい人が多いようです。

汗を十分にふくことができないと、毛髪と毛髪の間に汗がいつまでも残ります。蒸れてくると、皮膚に常在しているブドウ球菌やイーストト菌などの微生物が汗を分解し、においを発生することがあるのです。

また、頭皮が脂性肌の場合も、におうことがあります。脂が分解するとできる脂肪酸が、さらに不飽和脂肪酸、過酸化脂質になると、これがいやなにおいの発生源になります。

そのうえ、皮脂と汗がいっしょになると汗の蒸発が遅れるため、脂肪酸の分解がさかんになります。ここに、シャンプーや整髪料などの頭髪用化粧品の香料やタバコの煙などがあいまって、独特の嫌なにおいになることがあるのです。

このようなことを避けるためには、まずは頭皮を清潔にし、毛穴の周囲の脂や汚れをシャンプーでしっかり取り除きましょう。

なお、効果的に汚れを取るために、シャンプー剤を殺菌剤入りのものに替えてみることや、シャンプーのあとにくり返しすすぐことをおすすめします。

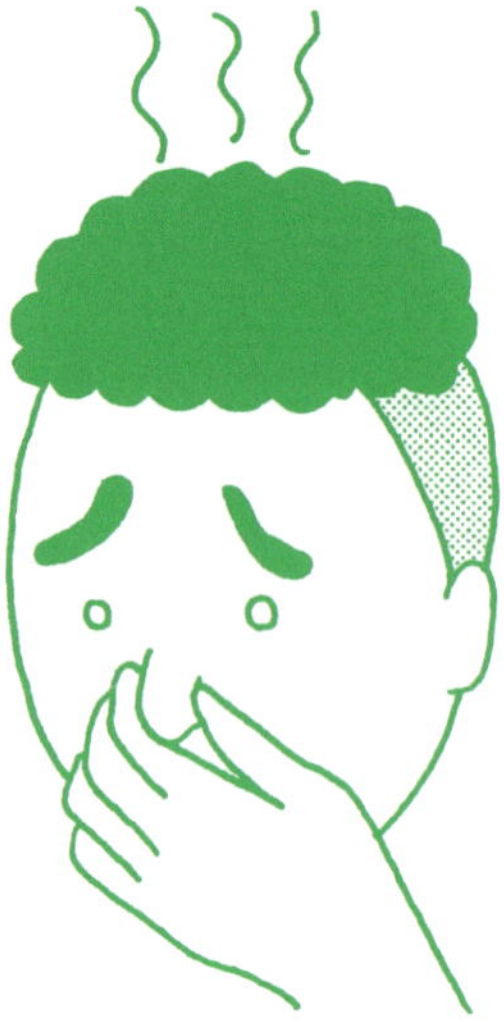

Q 帽子やヘルメットをかぶるとハゲやすくなるって本当ですか?

A 紫外線が強いときはかぶったほうがいいでしょう

「帽子＝ハゲる」という説があります。

たしかに、きつい帽子で頭のまわりを締めつけると、頭皮の血液循環が悪くなります。実際、気温が29℃以上になる状態できつい帽子をかぶっていたら、抜け毛が多くなったというデータがあります。

一方、紫外線は髪にはよくありません。頭が紫外線で日焼けしてしまうと、頭皮が荒れてしまいます。体が日焼けをしても体毛が抜けることはありませんが、頭皮が日焼けすると、髪が細くなったり、抜けやすくなったりするのです。

これは、頭皮とほかの部分の皮膚では、血液の循環、供給システムが違うためです。ですから紫外線の多い時期は、ゆるい帽子をかぶるようにしてください。

ヘルメットは通気性もよく、それほど髪に危険ではありません。ただし、毎日、長時間かぶり続けると、雑菌が繁殖することがあります。

せっかく毎日髪の毛を洗っても、汚れたヘルメットをかぶることで頭皮に雑菌がついて、フケが出る、湿疹ができるということもあるので、たまには内側を太陽に当てて、日光消毒をするとよいでしょう。

Q 手入れをすれば、すぐに効果は得られますか？

A あせらず、地道にケアを続けましょう

手入れを始めるとすぐに毛が生えて（伸びて）くるのではないかと考えたくなりますが、長い年月かかって薄くなったものを、短い期間で回復させるのは困難なことです。

決してあせってはいけません。人間の細胞の中でもっとも分裂の激しい髪の毛を、さらに細胞分裂を極度に行なわせようとすると、がん化の恐れも出てきます。

無理に引き抜いた毛でも、再生には129日もかかり、目立つ長さの2～3㎝にまで伸びる

のには57～86日（1日0・35ミリ伸びるとして）かかるわけで、再生に必要な期間を合わせると、6～7カ月かかるわけです。

その間、無意味な労力で終わってしまうことのないようにしなければならないのです。

無理に引き抜いた場合でもこのくらいかかるのですから、毛乳頭の働きが悪くなっていたり、休んでいる場合、もっともっと日数がかかることになります。

実際、ハゲるのに何年もかかったものが、数カ月で太い毛が出てくるようなことは、円形脱毛症の場合を除いてはまれで、かなりの日数が必要になります。地道にケアを続けましょう。

Q 自然治癒力を利用して、髪の毛を維持する方法はありますか？

A ツボ刺激がおすすめです

自分自身の生理機能を高めるための手軽な方法としては、「ツボ刺激」があります。

指圧などでツボそのものを刺激したり、シャンプー中にツボを刺激したりすることにより、体調を整え、頭皮の機能を高め、抜け毛を防ぐとともに髪の発育をはかります。

ツボは、簡単にいうと、体の表面のある部分と体の内部がどのように関連しあっているかを経験的に突き止めたもので、体の表面のある部分に刺激を与えると、内臓の病気に効いたり、逆に内臓に変化が起こると体のツボに変化があらわれます。

そのため、全身のいろいろな症状にツボが用いられます。

とくに髪や脱毛に有効なツボとしては、頭頂部にある百会《ひゃくえ》、ぼんのくぼの両脇にある天柱《てんちゅう》、風池《ふうち》のツボなどがあります。

こうしたツボを刺激することで脳下垂体の働きが活発になり、ホルモンの分泌がよくなったり、自律神経の乱れを抑え、頭皮や首の血行がよくなることから、髪の発育によい影響があります。

本書では、マッサージシャンプーやストレッチに、このツボのメニューが加わっており、毎日励行することで効果が期待できるのです。

Q 髪が抜けてから5年10年とたっていても、ケアをすれば生えてきますか?

A 発毛のためのエネルギーが供給されれば、生えてきます

男性型脱毛症の場合、太い健康な毛髪が休止期に入って脱毛したあと、次に生えてくる毛髪は以前より細く、ひ弱で成長期の短い髪の毛になります。

脱毛症が進行するにつれ、生えてくる毛髪はさらに細くなり、寿命も短くなります。そして、うぶ毛の状態になってしまいます。

つまり、見た目には毛髪が生えていないように見えてしまうのですが、毛が生えていることは間違いないので、毛髪を作りだす毛母細胞は衰弱しつつあるものの、働いているということになります。

ですから、毛を元気にするために毛母細胞の能力を回復させれば、理論的には新しく元気な毛髪が出てくるということになります。

そのために大事なのはやはり、生活習慣の改善であり、シャンプーやマッサージで血行をよくすることです。

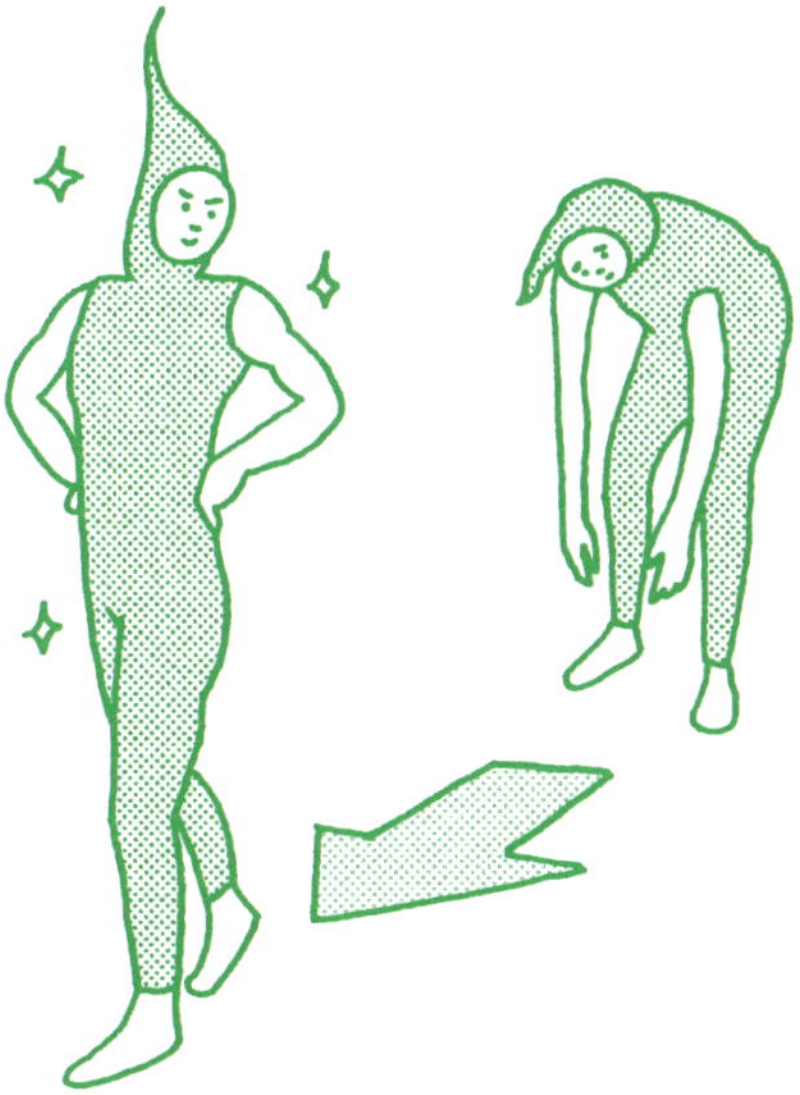

毛母細胞は、毛髪を伸ばし続けるために、フル回転で細胞分裂を行なっており、ほかの部位の細胞に比べ、かなりのエネルギーを必要とします。毛髪がグングン伸びているときはアデノシン三リン酸（ＡＴＰ）という物質が増えており、これが発毛のためのエネルギーになっているという現象があります。

このエネルギーを高めるためには、健康を維持し、頭皮の血行をよくすることが大事です。

薄くなった髪の毛だけでなく、抜けてから年月がたった場合でも、このＡＴＰのエネルギーが復活するようにしてやれば、太い毛髪が生えてくる可能性は大きいといえます。

私の知人で、7歳の頃から円形脱毛症にかかり、うぶ毛すらなかったつるつるの方がいます。その方は23歳で髪の毛が元に戻り、復活しました。

ただし、すでに申し上げているように、発毛にはサイクルがあり、一定の時間がかかります。あせらないようにしてください。

Q ブラッシングのたび、毛先から5㎝ぐらいのところで切れてしまいます

A 結節性裂毛症の可能性が高いです

毛髪はケラチンというたんぱく質でできており、本来は物理的にも化学的にも強いというのが特徴です。ですから、そんなに簡単に途中から切れる性質のものではありません。

しかし、乱暴なブラッシングやパーマ、ヘアカラー、ブリーチ、熱、乾燥などが強く作用すると切れることがあります。

毛先に近い部分が一時的に強く引き伸ばされると、毛髪の組織が壊され、コルテックス（毛皮質＝細い繊維状の細胞。髪の毛の約80％を占める）がバラバラの状態になってしまい、白い点々がついたような状態に見えるようになります。

これを「結節性裂毛」といいます。

結節性裂毛の部分にいくらトリートメントをしても改善することはなかなか困難で、処置としては、結節性裂毛ができているところから4～5㎝根元側でカットするしか方法がありません。

予防としては、髪が傷まないように保護すること。とくに乾燥しやすい人は、毛先に十分にヘアクリームなどのオイルをぬって髪を保護してください。

Q 毛髪ミネラル分析とは何ですか？

A 毛髪から健康状態がわかる検査です

人間の生命活動にとって、たんぱく質や脂肪、ビタミンなどと並んで忘れてはならないのが、ミネラルです。

人間にとって必要なミネラルは、ナトリウム、カリウム、カルシウム、鉄、亜鉛、銅、さらにバナジウム、コバルト、ニッケルなどさまざまなものがあります。

たとえば、亜鉛が不足すると脱毛が起こることが知られているように、ミネラルの不足は体の異変につながります。

一方、現代の食品には添加物が多く含まれ、さらに魚介類中のカドミウム、水銀など有害なミネラルもまた体内に入ってきています。これ

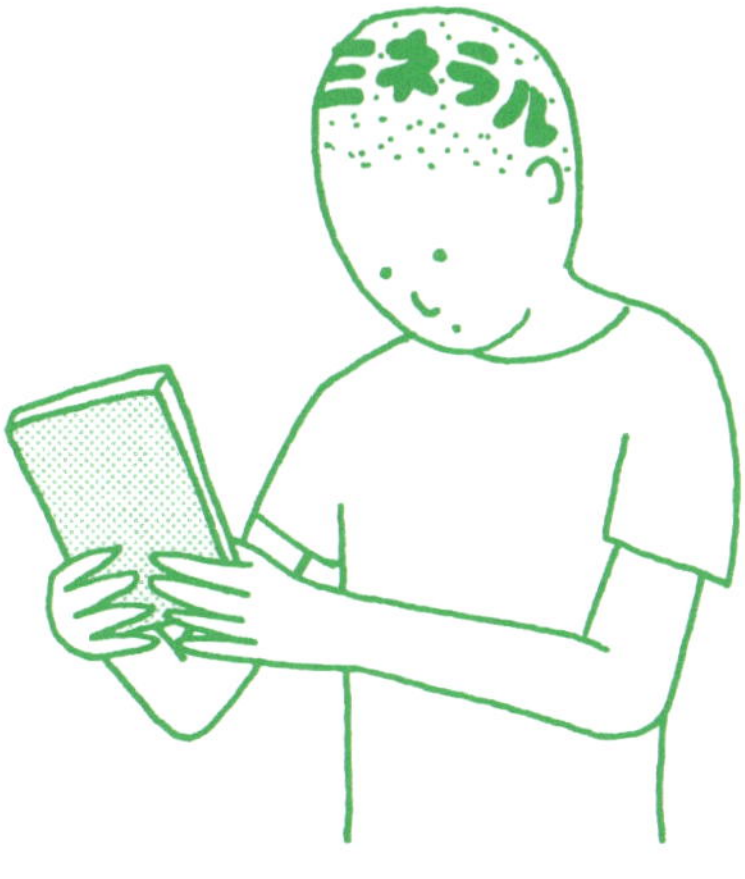

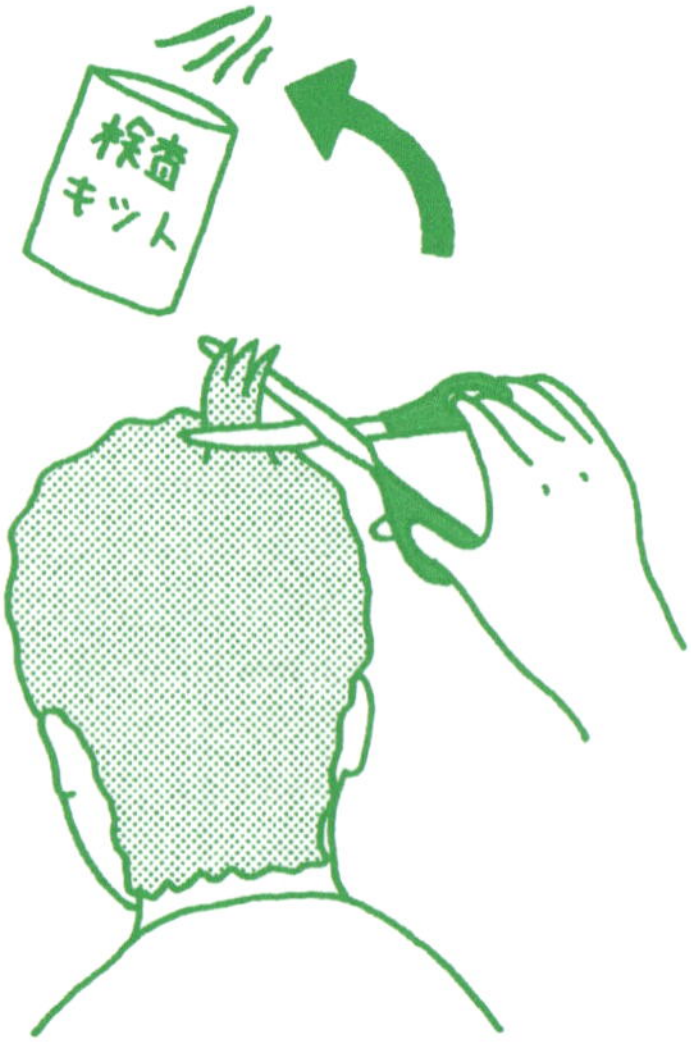

らは、体にとっては毒素となります。

毛髪ミネラル分析は、これらの体にとって有益なミネラル、有害なミネラルが、それぞれ体内にどのくらい含有されているかや、バランスを調べるものです。

分析の方法は簡便で、わずか約０・２ｇ（髪の毛を、頭皮に近い部分から３㎝程度を３～４回ほど切る）の毛髪を採取し、チェックします。

一般的には、分析を申し込むと検査キットが郵送されてきて、そこに採取した毛髪を入れ、検査会社に送付します。結果から健康状態をチェックして、その人にとって適切な食事やサプリメント（栄養補助食品）がアドバイスされるようになっています。

Q トリコチロマニー（抜毛症）とは何ですか？

A 自分で毛を引き抜いてしまう精神疾患のひとつです

正常な毛を引き抜いてしまう性癖によって、頭部がはげて脱毛斑ができるものです。抜毛癖《ばつもうへき》とも呼ばれます。子どもに多く見られるのが特徴ですが、大人にも起こります。

精神疾患のひとつで、「髪を抜くことがやめられない」のです。円形に髪の毛が抜けていることから「円形脱毛症」と間違われるがありますが、マイクロスコープで脱毛根を見ると、違いは一目瞭然です。

円形脱毛症の場合、毛根部の萎縮や毛先より根元にいくにつれてだんだん細くなっていく（鉛筆や針のようにとがった毛根）現象が見られますが、トリコチロマニーの場合、こうした脱毛根は見られず、長く硬い毛や短く切れた短毛です。

また、脱毛して抜け落ちた部位は円形脱毛症の場合、円形や楕円形が多いのですが、トリコチロマニーの場合は円形とは限らず、だ円形、帯状、あるいは不整形をしています。

また、トリコチロマニーの場合、毛を抜くときに同じ指でくり返し抜くために、使う指にタコのような跡が見られることもあります。

指のタコなどを見せて、抜く行為をやめるようにうながすなどがありますが、一度、医療機関に相談することも大事でしょう。

Q 白髪を減らしたいのですが、よい方法はありますか？

A 食事に気をつけるとよいでしょう

白髪は老化現象のひとつであり、これをストップさせるのは難しいもの。また、遺伝的な影響も強いといわれています。

つまり、白髪になるのを完全に止めたり、黒髪に戻したりということは、現在の科学では残念ながら不可能です。

しかし、生活習慣の改善により、白髪の進行をある程度、抑えることは可能です。

まず食事です。老化とともに新陳代謝がにぶくなり、酵素の働きが衰えると、黒髪を作るメラノサイトの働きも低下します。

そこで、体の代謝や酵素の働きを補うために、ビタミンやミネラル、たんぱく質、炭水化物、脂肪などをバランスよく、十分にとることが大事です。

このうちとくに大事なのがビタミン類で、中でもビタミンB群の一種であるパントテン酸（パントテン酸カルシウム、パントテン酸ナトリウム）、同じくB群のパラアミノ安息香酸などです。

パントテン酸は、レバーや納豆、鶏肉などに多く含まれています。パラアミノ安息香酸は、肉類、穀類、乳製品などに多く含まれています。

また、毛髪ミネラル分析（161ページ）の考え方では、銅やカルシウム、セレニウムなどの含まれている食品がよいといわれています。

漢方では、タデ科ツルドクダミの塊根の何首烏《かしゅう》という生薬がよいことが昔から知られていいます。このほか、頭部のマッサージによる血流改善、精神的安定を保ってストレスをためないことなどが大事です。

Q 白髪の先が少し黄色くなってきて、気になっています

A 化学反応によるものかもしれません

髪の毛の色はメラニンという色素が関係しており、白髪はこのメラニン色素がなくなった状態です。

普通は毛乳頭組織にあるメラノサイトというところで色素が作られているのですが、メラニンの原料であるチロシンというアミノ酸が不足したり、これをメラニンに変えるときに働くチロシナーゼという酵素がうまく働かなくなったり、メラニンを作る細胞が老朽化して、その機能が衰えたような場合には白髪になってきます。

この白髪がなぜ黄色くなるかというと、一番の原因は、整髪料やシャンプーの色素が黄色の場合です。緑色の色素を含んだものを使っていると、髪の毛は黄緑色っぽくなってしまいます。

これらの整髪料と紫外線が化学反応を起こして、変色を促進していることも考えられます。

体のほうからきているとしたら、健康状態がよくなったり、細胞の働きが活発になったりということで、根元側に少し色がついてくることはあります。

さて、整髪料、シャンプー剤が原因であった場合ですが、日本人の髪の毛の色はほとんど黒か赤褐色であるため、髪色別のシャンプーは売られていないようです。欧米では髪の色がさまざまなので、シャンプー剤の色もいろいろなものが売られています。

黄ばんだ肌着を洗う洗剤には青い粒々が入っていますが、これが黄ばみを抑えて真っ白に仕上げるように、欧米の白い髪の毛の人たちの場合も、黄ばみを抑えるためにシャンプー剤は青い色のものを使っています。

日本では見つけるのが難しいかもしれませんが、青い色のものを使うことで次第に黄ばみはなくなり、きれいな真っ白な髪の毛になっていきます。

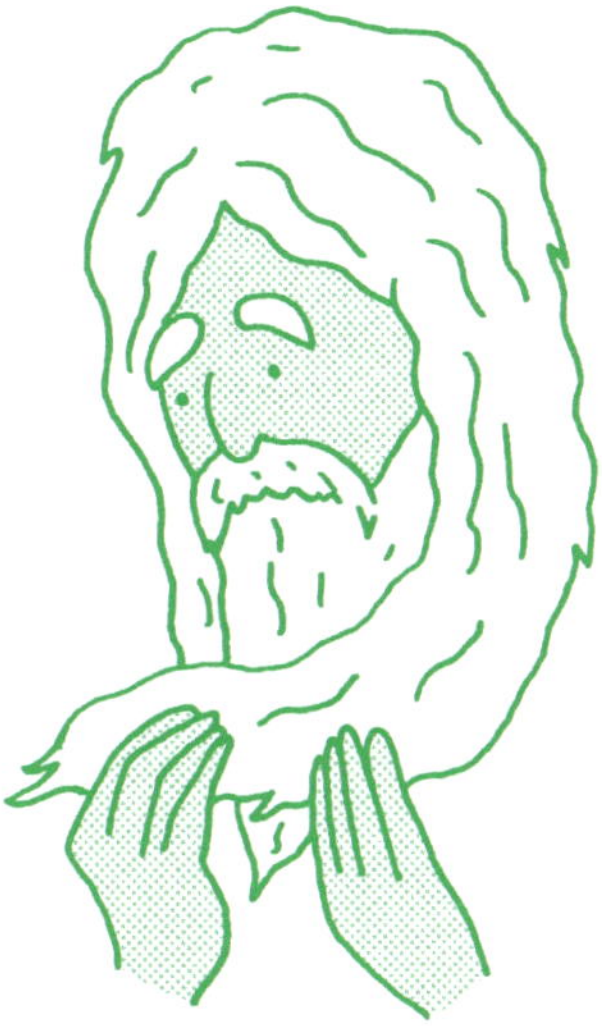

Q 「ものすごい恐怖を経験したために、一夜にして白髪になった」という話がありますが、本当に白髪に変わることがあるのでしょうか？

A 実際にはあり得ない話です

白髪の原因は、医学的にはまだ謎とされていますが、前出のように、なんらかの影響によってチロシンというアミノ酸が不足したり、これをメラニンに変えるときに働く酵素が不活発になったり、また、副腎皮質ホルモンが不足し、メラノサイトが不活発になり、働かなくなって

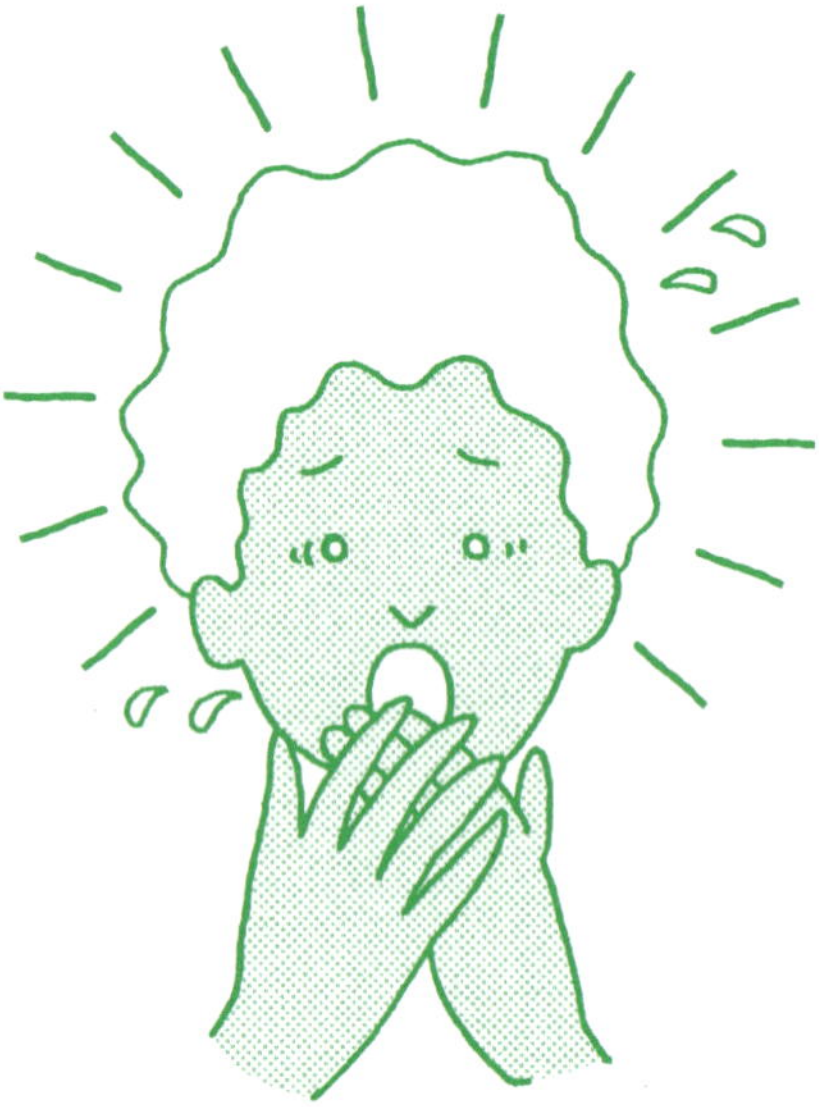

しまうか、なくなってしまい、メラニン色素が作られなくなってしまうと考えられています。

さらに老化により、メラノサイトの機能が衰えること、遺伝などもかかわっています。しょう紅熱、泉熱などの病気のときにも白髪になったりします。

さらに、ショックや精神的原因から脳下垂体ホルモン、副腎皮質ホルモンなどの分泌に変調が起こり、白髪になってしまうこともあります。

ただし、一夜にして白髪になるというケースは、医学的に考えてもあり得ないでしょう。

実際、十分な証拠があり、完全に納得できる報告は、科学的文献の中ではまだありません。強力なブリーチ剤を使っても、毛髪中の色素を完全に漂白することはできないのです。

すでに生えている毛幹部の色素を完全に漂白することはできないのに、ショックや恐怖で毛幹部の色素が破壊されたり、奪い去られたりということは考えにくいと思います。

【参考文献】

『20歳若く見える頭髪アンチ・エイジング』板羽忠徳（講談社＋α新書）
『人体ツボの研究』芹沢勝助（ごま書房）
『中国的漢方養髪術』張明澄（婦人画報社）
『毛の悩みに応える皮膚科診療』板見智・宮地良樹（南山堂）
『毛と爪のオフィスダーマトロジー』勝岡憲生・宮地良樹・滝川雅浩（文光堂）

3万人《まんにん》が実感《じっかん》！
髪《かみ》がみるみる甦《よみがえ》る

著者――板羽忠徳

発行所――株式会社二見書房
東京都千代田区三崎町 2-18-11
電話 03-3515-2311（営業）
03-3515-2313（編集）
振替 00170-4-2639

印刷――株式会社堀内印刷所
製本――株式会社村上製本所

乱丁・落丁本はお取り替えいたします。定価はカバーに表示してあります。
 ISBN978-4-576-13145-0
http://www.futami.co.jp

二見書房の既刊本

ペットボトル(500㎖)で鼻づまりがスッキリ治る!

増補改訂版 鼻の病気はこれで治せる

東京厚生年金病院 耳鼻咽喉科部長 石井正則 著

すでに鼻の病気でお悩みの方から、まだ自分には症状は出ていない方にも役立てていただきたいと思い、わかりやすく鼻の病気の全般について述べています。

間違いだらけの常識が痛みを長びかす!

あなたの腰痛はこれで治せる

メディカルガーデン整形外科院長、医学博士 伊藤晴夫 著

整形外科医の第一人者がガイドする目からウロコの「腰痛バイブル」! 病気別・症状別の傾向と対策も満載。この一冊でガンコな腰痛も怖くない!

TVで大反響! これで健康寿命を延ばせ!

つらい腰の痛みが消える 寝たきりにならない生活習慣

メディカルガーデン整形外科院長、医学博士 伊藤晴夫 著

寝たきりが多い原因は世話のやきすぎ? 怖い!〈腰→膝→股関節〉の痛み連鎖…など、名医が教える新国民病・ロコモティブ症候群(シンドローム)対策。